# 清調養
# 健康醋養生法

—— 釀造職人 楊綠茵 / 著 ——

楊綠茵教你喝好醋，
吃釀造好食物、醋進好體質 的
*188* 個選擇

# CONTENTS
目錄

# 第 3 部　健康原點：台灣釀造優醋　142

# CONTENTS
主題目錄

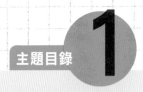

主題目錄

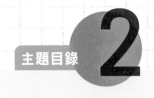

主題目錄

## 台灣釀造好醋

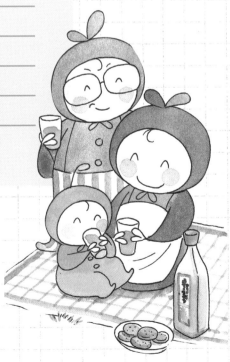

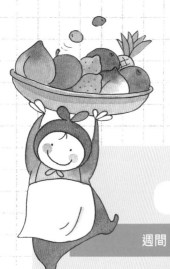

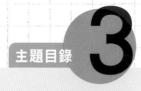

## 一星期貼心套餐

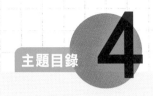

主題目錄 4

## 一日汁療

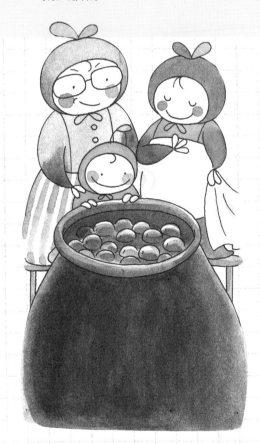

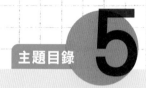

## 主題目錄

### 特別介紹

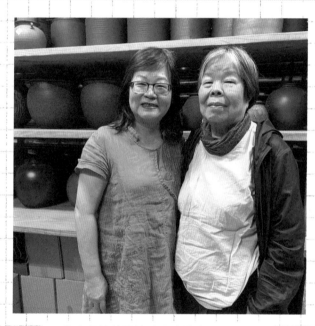

▲我去拜訪美霞姊時兩人的合照。只要談
到釀漬時總散發著她對食材的敏銳與細
節的堅持，她積累的經驗轉化成一種生
活方式。

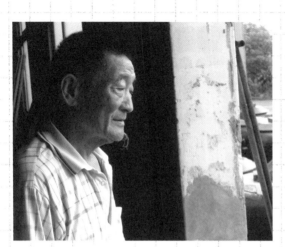

▲黃主謀，主謀伯，一位樸素的長者，
臉上帶著堅毅與自信，一輩子對於釀
造黑豆醬油充滿熱情與信念。

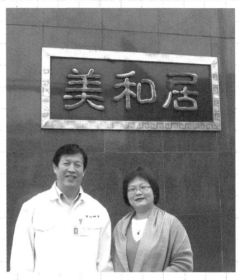

▲郭俊陸董事長（圖左）讓美和居老
陳醋改頭換面，保留純天然固態發
酵釀造工藝，不添加任何化學催化
劑。

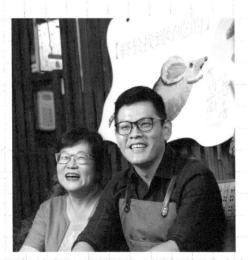

▲在雋茗廚房「終於找到好吃的」，開
啟了我們 20 年來珍貴的友情。

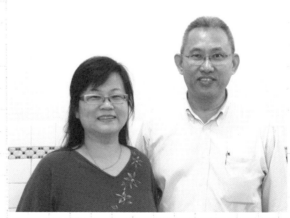

▲新加坡的許文光中醫師（右），在臨
床上交互應用各種自然調理法，還經
常以身嘗試，泡腳喝醋調理法就是對
世人貢獻最大的重大創舉。

# 防詐、防榨的養生祕訣

吳英明 博士

國立菲律賓大學「公共行政暨治理學院」客座教授
高年級實習生

釀造，始於耕種
釀醋，釀自和好

　　綠茵姊，全家住在台灣山中首府（南投）魚池美地的台灣最大巷子，每日守護台灣最美的三育基督學院。她的名字象徵著大自然的美好：綠草如茵、清澈溪水、修復甦醒、平靜安穩。雖然她並非出身於醫藥世家，卻在釀醋與釀造的創業旅程中，重新認識了受造（Creature）、自然（Nature）、農業（Agriculture）、文化（Culture）與未來（Future）。這段旅程讓她深深讚嘆於上帝的智慧、創造、預備、公義與愛。

　　綠茵姊與家人、朋友、鄰居常常一起分享「悔改，與神和好」所帶來的自由、喜樂、免疫力、復原力與分辨力。她相信，一個人透過與神和好的過程，能夠重拾喜樂的心，體驗自然修復的奇蹟，並增強身體的免疫系統。

　　在這個充滿「假象」的世界中，人們時常陷入矛盾與身心枯

竭之中。如果我們缺乏智慧去分辨「真」與「假」，便容易被「假」所蒙蔽、詐騙與榨乾。舉例來說，智者教導我們，分辨「真鈔」與「假鈔」的最佳途徑，就是首先徹底認識「真鈔」。如此一來，辨別假鈔便能得心應手。

在現今這個被人工智慧與生醫科技弄得身心俱疲的時代，人們往往前半生為賺取財富而忙碌，後半生卻用盡財富來挽救生命。然而，上帝在聖經中清楚告訴我們，祂不僅要我們得生命，還要得的更豐盛。遺憾的是，由於我們的無知與遺忘，我們未能享受這豐盛的人生。上帝在創造我們時，已賦予我們「免疫系統」與「自然修復」的能力，甚至在我們軟弱生病時，還賜予了沒有副作用的良藥──「喜樂的心」。

在這個市場經濟與通膨的時代，「生養」孩子成了甜蜜的負擔，讓許多年輕人不敢承擔。同樣地，「養生」也成為一項昂貴的課題，儘管代價高昂，卻少有人願意放棄，因為大家都希望能夠健康地活下去。然而，在資訊不對稱的情況下，消費者往往耗費巨資，卻對所食之物毫無所知，也無法確定其效果，甚至可能帶來潛在的傷害。「病從口入」這句話，恰恰印證了人們追求「養生」與「延年益壽」的種種誤區。

本書將透過原始的創造與釀造工藝，深入淺出地引領您「認識真理」，進入「真正的和好」，並在這份和好中實現「生養」與「養生」。透過釀造的好醋與正確的飲食，修復上帝賜予我們的免疫系統，讓我們得以活出聖經中的應許：「他要像一棵樹栽在溪水旁，按時結果子，葉子也不枯乾。」

# 清、調、養
# 是 20 多年推廣釀造醋
# 找到的最佳健康法

　　如果人生是一段百年的旅程，那麼前 25 年，我在父母的栽培下完成學業；接下來的 25 年，我延續了學生時期對環境和農業的關注，並投身於非營利組織的工作。九二一地震後，我深入了解南投，萌生了轉換人生跑道的念頭，於是舉家遷至南投魚池定居，開始投入釀造醋的研究和寫作生活。夫妻二人在陪伴孩子成長的同時，全然憑信心仰望並依靠神的帶領。

　　自 1992 年開始關心台灣的生態環境與農業發展以來，我的理想和熱情逐漸轉化為務實的行動。2000 年，我正式投入釀造醋的研究，主張釀造不僅可以提升台灣農業，更能為農民開創新局。我們全家搬到日月潭，使用純有機栽培的糙米為原料釀造糙米醋，並以此為基底進行各種蔬果醋的二次發酵。這種純淨的釀造醋對人體健康的益處不分國界與族群，已經為許多人帶來了健康。我堅信，推廣這種釀造醋對日常養生保健具有重要意義，並能減少醫療資源的耗用。

　　在四處演講的過程中，我意外接觸到許多另類療法。台灣民

間一直有許多致力於促進身心靈健康的團體和人士，他們探索各種療法的熱忱深深感染了我。隨著我們的釀造醋遠銷新加坡、馬來西亞、汶萊、加拿大、美國、澳洲、中國等地，我天生的好奇心促使我開始鑽研各種另類療法。

在這段探索旅程中，我遇見了許多醫師，他們讓我在診間觀察他們行醫的方式，無論是電腦儀器操作或物理治療，我都親身體驗過。在馬來西亞，我遇到了一位來自西藏的藏醫，他五歲起便跟隨師父上山採藥，能辨認數百種草藥，並親自採藥、製藥。他對我提出的問題作了詳細的回答，甚至觸及一些超現實的議題。這些經驗讓我在他日復一日的診療中，深刻體會到病痛如何困擾著人類。

這些療法大大拓展了我的視野，並讓我獲得了許多養分，這些專業知識也讓我更深入了解人類在面對病痛與死亡恐懼時的脆弱。

身心靈三者的相互影響，不僅僅是吃藥打針所能解決的問題。人們應該如何應對身體發出的訊號，這些問題成為我不斷思考的課題。

此外，我的鄰居是美國復臨安息日會創辦的三育基督學院。這個校園不僅擁有美麗的自然生態和教堂，還設有一個「新起點健康中心」，多年來開設各種促進健康的課程。許多罹患慢性病與癌症的患者前來參與，他們透過全素、無精煉油、無加工品的飲食，結合食養教育與運動，恢復了健康。我參加了該校健康促進系的課程，體驗了這些餐飲並學習相關操作，這段經歷讓我認識了許多來自國外的學生，他們早已在醫療佈道與臨終照顧的領域奉獻多年，這大大激勵了我的心志。

同時，作為一個女兒、母親與媳婦，我應用自然的方法養育孩子，照顧父母和年邁的婆婆。在每一個處境中，天父上帝都與我同在，賜給我力量與恩典。在過去二十多年裡，我從釀造醋開始，逐漸接觸並整合另類療法，最終形成了「清、調、養」的核心概念，並提煉出簡單易行的方法與大家分享。

　　我衷心感謝一路上幫助過我的所有長輩和朋友，特別感謝山西同鄉會的趙玉先生，2006 年他帶我回到山西太原，認識了中國非物質文化遺產指定繼承人郭俊陸先生，也讓我有機會學習純正的老陳醋釀造法。隨後，我還參加了世界醋的研討博覽會，認識了中國科學院微生物研究所的程光勝先生，這些經驗深深啟發了我。

　　展望未來，我將堅持在身心靈的領域繼續努力，透過傳揚福音，讓人們不再恐懼死亡，而是擁有希望！願大家都能心歡喜、靈快樂、肉身安居在指望中，榮耀歸於上帝！

# 我的釀醋行者之路：
# 從發酵農業到清調養，始終如一

## 起點：關心環境與農業的初心

1992 年，我開始關注臺灣的環境與農業，尤其是環境永續發展的議題。我希望能鼓勵農民從事無毒友善的種植方式，明他們提升農產品的附加價值，這一願望驅使我探索發酵工藝。

我回想起小時候看到祖母用紅標米酒煮燒酒雞的場景，點燃的烈火將酒精燒盡，她說這樣雞湯才不辣口，產婦坐月子時才能放心飲用。這一段回憶更激發了我對發酵工藝的興趣，促使我深入研究傳統發酵技藝與農業的結合。

## 轉折：從改革發酵法制到推廣天然米醋

在我的探索過程中，我發現市售米酒並非傳統以米純釀，而是以甘蔗提煉的酒精稀釋而成。這一發現讓我感到震驚，並激發了我推動改革發酵法制的熱情。經過一番努力，政府終於修改了

相關法令，開放了酒類發酵和酒莊的設立。然而，農民要成立酒莊依然面臨諸多困難。我意識到，稻米發酵成甜酒釀、米酒、米醋，是同一過程中的不同階段。

米醋作為發酵基質，具有廣泛的應用前景，涵蓋的農作物種類更加多樣化。於是，我開始走訪農民、作坊與大廠，品嘗各類醋，記錄下發酵過程中的細微差異，並逐漸萌發了推廣將稻米與蔬果發酵成醋的想法。

我對醋在人類歷史上曾經的應用，以及其他國家的生產方式與應用充滿研究興趣。當我的第一本書在國際書展中初登場，其他國家的好醋追尋者，開始與我交流，甚至專程來台灣，表達希望能喝到真正純天然釀造醋並深度合作。

## 深入研究：探索發酵與國際交流

2003 年，我們全家決定遷移到南投魚池，專心投入天然醋的研發，自此神帶領我們全家走上恩典之路！

南投地處臺灣的中心，魚池的自然環境尤其適合發酵，不論是空氣、水質還是溫度，都是孕育優質醋的絕佳地點。在這段時間，我一方面潛心研究藥典書籍與學術研究報告，另一方面則廣泛實驗各種臺灣在地食材的發酵工藝，同時拜訪各地的農友，邀請他們種植有機無毒的各種農作物。我的目標是讓臺灣優質的釀造醋走向國際。

2005 年，書籍與醋帶我走上國際舞臺。我開始巡迴新加坡、馬來西亞、汶萊、中國大陸等地，推廣純天然釀造醋。我在演講中指出，醋不僅僅是酸味的調味料，還具有許多藥典記載的特性、功效與應用。醋更是一種良藥，能夠保健養生、活血化瘀、淨化血液、調節體質，讓上帝創造的人體內複雜的保護與自癒系統恢

復平衡。

　　萬事互相效力！因為推廣喝醋養生保健，結識了多國讀者，他們不斷反饋喝醋的驚喜與感動，國際友人更進一步帶領我了接觸另類療法，諸如源自德國的能量醫療、美國復臨安息日會的新起點健康法、印度的草藥油推、中國的針灸整脊、澳洲的生機飲食、道家辟谷斷食，以及其他各種創新療法等另類療法。

　　我把醋能發揮的功能介紹給那些醫師，有些醫師將好醋納入處方讓病患飲用，有的以好醋泡製中草藥；有的調製成外敷用藥，我也親自體驗他們的施作方法。其實台灣在 1990 年代有機店曾經蓬勃發展，各種非主流醫學的療法在民間社會流傳著，我不斷地蒐集資料，廣泛的接觸了解，體驗學習。從人類歷史的觀點來說，另類療法歷史悠久，更是醫學發展的基礎，我們可以用更多元包容的心態來探索，也能不斷辯證那些療法實證應用的優劣。

## 挑戰與信念：家人的病痛與信仰的考驗

　　上帝的計畫永遠超前佈署，前些年的積累竟是為了服侍我的父親。我的父親瘦高的身材，一向健康沒有任何慢性病，在我出生那年，父親因操勞過度胃出血，手術切除了近二分之一的大小的胃，自我有記憶以來，四十幾年父親的生活飲食都非常節制。

　　2009 年，我的父親被診斷為晚期大腸癌。這個消息讓我震驚並自責，為什麼沒有更早關注到父親的健康狀況。在父親拒絕化療，選擇將生命交託給上帝後，我們開始用自然生活的方式照顧他的起居飲食。儘管父親的生命如同燃盡的蠟燭般平靜地離世，但他的勇敢與信仰見證了上帝的榮光，帶給我們全新的生命觀與對死亡的理解。通過這段經歷，我對另類療法的信心更加堅定，我相信唯有回歸自然，才能真正理解身體與大地產出的食物之間

的相互作用。

　　我相信上帝奇妙的創造，萬物源於祂，我認為唯有回歸自然，從生命三要素的陽光、空氣、水出發，更了解食物與身體交互的作用，回到人體小宇宙，明白人的身心靈是如何相互影響。我們除了堅持初心繼續研發釀造各種醋來幫助人潔淨血液，以醋榮神益人！也邀集許多親友一起體驗我領受的各種另類療法，看到大家恢復健康總是讓我非常喜樂。

　　上帝要淬鍊子民的心智總是超過我的所求所想。推廣純天然釀造醋期間經歷了 2002 年的 SARS（非典型肺炎疫症）與 2019 年的 COVID-19（新型冠狀病毒）兩次疫情大爆發，應驗了聖經啟示錄的教導，面對肉眼看不見的病毒，終究要倚靠上帝創造的自體的免疫系統。疫情嚴峻之際，八十多歲的婆婆因退化，進食嗆到引發肺炎休克，急診搶救回來卻插管了，住院一個月後，各種臥床產生的症狀她全都有了，在醫院時，孩子對我說：「如果這是祖母人生最後的階段，我們把她帶回南投魚池，不要把她送去安養院。」顯然從神而來的愛已植入孩子的心中，令人欣慰。

　　照顧婆婆對我來說是全新的挑戰。面對必須管灌、褥瘡等臥床又無法用言語表達的情形，我決心要把所有積累的知識實踐在她身上。我運用多年積累的知識，照顧婆婆的飲食起居，在這一千多個日子裡，我不斷實踐並驗證清調養的理念。最終，我看到了這些溫和且有效的養生保健法所帶來的健康改善，這讓我感到無比喜樂，也堅定了繼續分享這些經驗的信念。

結語：以信仰為指引，傳播「清、調、養」理念

　　回顧這些年的歷程，我深感上帝的計畫永遠超越我的所求所想。無論是在推廣釀造醋的過程中經歷的兩次大疫情，還是家人

在病痛中的信仰考驗，這些經歷都讓我更加堅定了信仰與自然療法的結合。

　　我希望通過本書將我在過去二十多年中積累的發酵農業與清調養的核心理念傳遞給更多的人，讓大家在身、心、靈方面都能獲得平衡與健康。願榮耀歸於上帝，平安歸於大家！

# 第1部
# 從發酵到釀造醋，
# 找尋養生方法

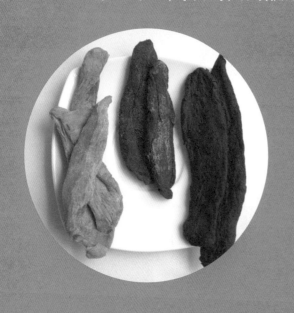

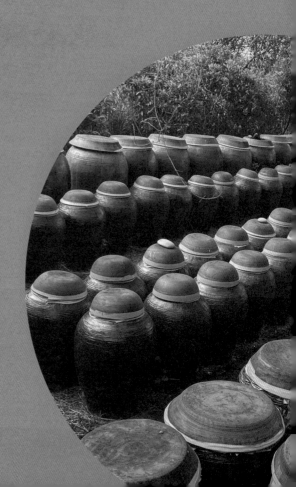

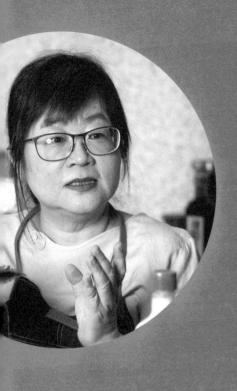

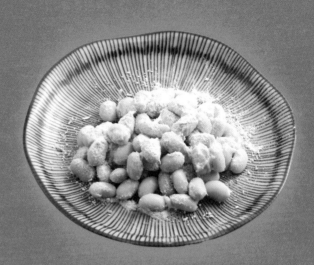

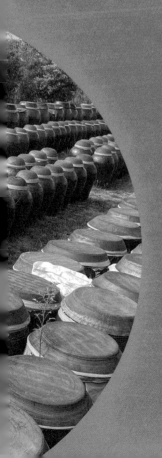

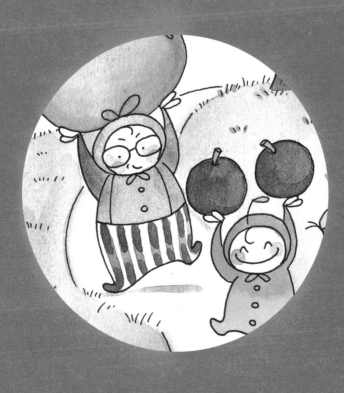

從發酵到釀造醋，找尋養生方法

第1部

釀造醋是天賜好物

第2部

健康原點：台灣釀造優醋

第3部

醋進健康生活的54種選擇

第4部

從釀造醋到清、調、養健康法

第5部

# 第1章
# 發酵是天生自然
# 釀造是人為操作

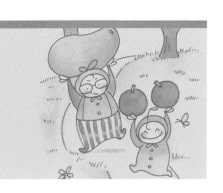

發酵是微生物的生命運動，這些微生物通過自我繁殖，同時分解原料，導致自然界中的動植物產生各種變化，這個過程被稱為發酵。發酵現象無處不在，而人類在歷史進程中，逐漸學會利用這些自然發生的微生物活動，開始有意識地將發酵應用於食品製作，這種人為的操作被稱為釀造。

簡而言之，發酵是自然發生的過程，而釀造則是人類對這一過程進行有意識的控制和操作。同時，人類最早在從狩獵轉向農耕的過程中，無意中發現了發酵的現象，並逐步將其轉化為釀造技術，用於食品保存和風味創造。

## 意外與經驗法則讓發酵食品代代相傳

微生物是指那些難以用肉眼直接看見的生物，它們無數且廣泛分布於地球上的各種環境中，包括土壤、空氣、水、植物和動物的表面及內部。每種微生物各有其特定的功能與特長，它們在各自的生態環境中發揮著重要作用。這些微生物與地球上的所有生物共存，共同構成了複雜的生態系統。

### （1）微生物與發酵的密切關係

歷史文獻顯示，自史前數千年以來，人類便已懂得應用發酵來創造、保存或改變食物的風味。在顯微鏡發明之前，雖然人類無法直接觀察細菌，也無法識別它們的種類，但通過觀察食材的變化，已經能夠推斷發酵的過程。

早期人類會根據食材在發酵過程中的變化，以及食用者的反應來判斷食品的好壞。當壞菌數量超過好菌時，壞菌的代謝物會產生對人體有害的成分，甚至帶有異味，導致食物腐敗。當食物腐敗時，人類會捨棄這些腐敗的原料，並從經驗中學習，進一步改進釀造技術。憑

藉這種經驗法則，人類早已能廣泛應用細菌發酵來加工食物，並將這些技術代代相傳。

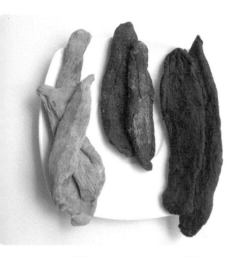

▲在顯微鏡發明之前人類雖然無法直接看到細菌，但通過觀察食材的變化，已經能夠推斷發酵的過程。蘿蔔乾顏色由淺到深的變化，就是發酵最好的證明。

## （2）發酵食品的偶然誕生

最初的發酵食品很可能是偶然發現的。

比如，運送進貢給朝廷的酒在炎熱的天氣下發酵變酸，運送者誤以為酒壞了，但飲用後發現它不僅無害，反而有益於健康，這意外地導致了醋的誕生。同樣，在鹽漬豆子的過程中，豆子糊化成醬，這並不是刻意為之，但最終演變為醬油的製作方法。雲南的馬幫在長途運送茶葉進京時，由於茶葉在潮濕環境中自然發酵，意外地造就了普洱茶的特有風味。

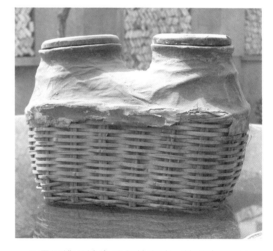

▲貢酒進貢途中遇暑熱發酸，就變成了醋！裝貢酒的容器應該就像這個古老的醋婆子一般，只是想必製作工藝比這個精美多了。

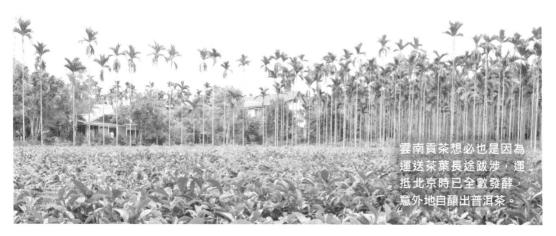

雲南貢茶想必也是因為運送茶葉長途跋涉，運抵北京時已全數發酵，意外地自釀出普洱茶。

以醬油與醃菜的發現來說。醬油的誕生並非由於豆油的分離，而是源於偶然發現的發酵過程。當鹽漬豆子自然發酵時，豆子糊化成醬，最終演變為今天所知的醬油製作過程。

甚至，在鄉間，婆婆媽媽們在醃製蔬菜或豆瓣時會放入大量鹽並盡量密封。這是為了利用鹽的滲透壓來脫水蔬菜，抑制雜菌的生長繁殖，而密封則是為了避免食品再次接觸空氣，防止發黏、失酸或受黴菌感染，進一步保障發酵過程的成功。

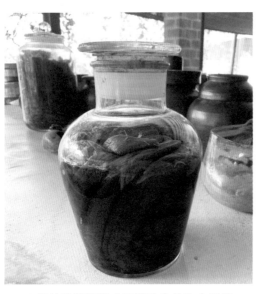

▲傳統醃製蔬菜或豆瓣時會放入大量鹽並密封，才不會生雜菌、發臭，進而腐壞。圖為史無前例的透明大缸，可以將整個醃製過程看得一清二楚。

## 發酵製程 千變萬化

發酵的基本原理相似，但製程千變萬化，這主要是由於多種因素的交互影響，包括原料的生長環境、原料類別的選擇配比、發酵環境的溫度濕度，以及當地的氣候、空氣與水質條件。這些因素共同作用，造就了各地風味獨特的發酵食品，讓發酵釀造的製程充滿魅力和趣味，並得以流傳千古。

### （1）細菌在發酵過程中角色吃重

細菌是發酵的核心，在適合的環境條件下（如溫度、濕度、有氧或無氧環境），它們開始大量繁殖並進行生命活動。細菌通過進食、排泄和繁殖，分解原料中的澱粉、糖類、蛋白質、脂肪等，並產生各種酵素，創造出獨特的風味與香氣。在食品發酵中，細菌的作用至關重要，它們能幫助原料轉化，形成發酵食品的特色。

細菌在自然界中扮演著重要角色，既有有益菌如益生菌，也有可能致病的有害菌。在發酵食品、醫藥、動物飼料、保健食品、土壤改良和環保清潔用品等方面，人類已經廣泛應用微生物的功能。現代科

學家不僅研究和辨識菌種，還應用技術對其進行純化，以便更好地服務於各個領域。

### （2）獨樹一幟的真菌菇蕈類

菇蕈類屬於大型真菌，與細菌不同。

當真菌繁殖菌絲體並形成子實體時，就會長出我們熟知的菇菌，這些菇菌是重要的食品原料，並且在食材中佔有一席之地。這類真菌的發酵過程雖與細菌不同，但同樣是自然界中不可忽視的一部分。

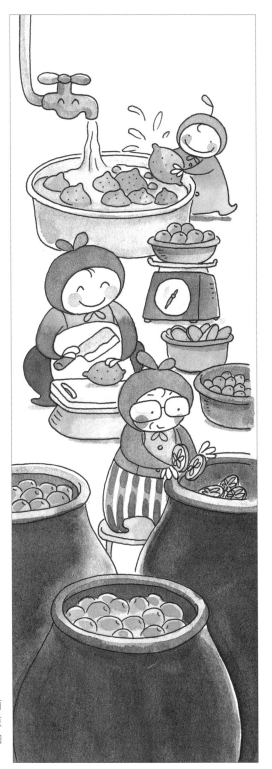

▶在整個食品釀造發酵的過程中，細菌菌種的作用至關重要，它們能幫助原料轉化，形成發酵食品的特殊風味和特色。

## 發酵與在地食物結合 古老又創新

### （1）文化與環境讓發酵食品在地化

釀造食物是人類最古老的保存與創造新食品的方法。最早期的釀造只需要一個簡單的容器或地洞，無需燃料烹煮。隨著時間推移，釀造容器也逐步演變，包括泥陶罐、木桶、玻璃容器和不鏽鋼槽等，這些容器各具特色，適應了不同的發酵需求。釀造技術不僅有效保存了食物，還創造出迷人的風味並提升了食物的營養價值。

全球發酵食品的多樣性主要受到飲食習慣、環境、原料和微生物這些因素的影響。例如：台灣的臭豆腐、越南的魚露、印尼的天貝、德國的酸菜、日本的味噌、納豆、漬物，以及韓國的泡菜，這些發酵食品都深深植根於各自的民族文化中。以幅員遼闊的中國來說，各地的氣候、原料和微生物環境迥異，因此發酵食品更加多樣，突顯出地方特色與飲食文化。

### （2）發酵食品愈來愈多樣

儘管各地的釀造技術在原料選擇和製程上有所不同，但發酵的基本原理是相似的。隨著科學技術的進步，尤其是細菌純化技術的提升，發酵釀造變得更加精確和標準化，這使得世界各國能夠生產出各具特色的發酵食品。這些發酵食品不僅延續了傳統技藝，也在現代工業化生產中展現了新的生命力。

由於各地的原料和工藝差異，世界各地的發酵食品種類繁多。以下將介紹各種原料所釀造出的食品，並探討它們的製作方法和文化背景。

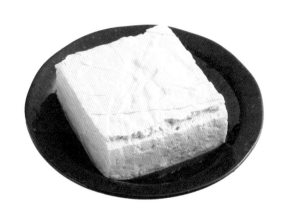
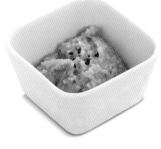

▲台灣的臭豆腐、日本的味噌，這些發酵食品都早已深深植根於各自的民族文化中。

▼日本的納豆（左圖）、印尼的天貝（右圖）這兩種健康發酵食品，隨著國際化、世界化的因素，都已經變成全球健康飲食的新寵兒之二。

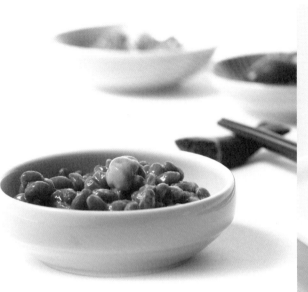
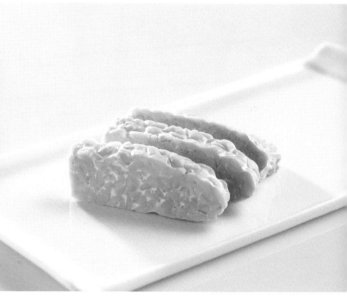

各類原料發酵可製成的食品

| 發酵使用的原料 | 形成的發酵釀造食品 |
| --- | --- |
| 穀類 | 甜酒釀、酒、釀造醋、麵包、餅 |
| 豆類 | 豆瓣醬、醬油、味噌、納豆、豆腐乳、天貝、臭豆腐 |
| 蔬菜水果類 | 泡菜、醃漬菜、菜乾、果醬、果乾、辣椒醬 |
| 魚蝦類 | 魚醬、魚露、魚乾（一夜干）、蝦醬 |
| 乳製品 | 優格、起司、乳酸飲料 |
| 肉類 | 鹹肉、臘肉、生火腿、發酵香腸、乾式牛排 |

▼紅酒、各式起司、烘焙麵包（左圖），以及乾式
牛排（右圖），早已是潮流食品了，現在加入健
康發酵意識後，獲得更多人青睞而已。

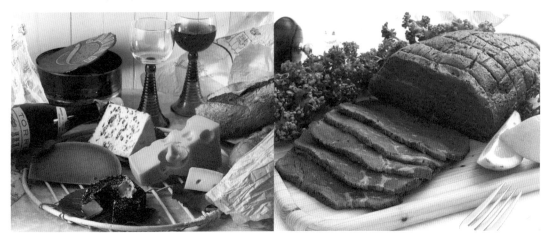

## 釀造 節能環保 好處多多

### （1）釀造與發酵的基本概念

　　釀造（Xiang）是一個充滿時間感的名詞，指的是食物經過發酵成為發酵食品（fermented foods）的過程。發酵是釀造必經的關鍵步驟，這一過程由多種微生物如酵母菌、乳酸菌、醋酸菌等參與，這些微生物相互競爭，經歷糖化、酒精化、醋酸化等不同階段，將原料中的澱粉或糖轉化為二氧化碳、酒精、有機酸、維生素、芳香物質、酵素等多種元素，從而賦予食品新的風味。適量加入海水或鹽能夠進一步控制發酵的程度與口感。

　　歷史上，釀造技術的應用可以追溯到八千年前的酒類遺跡，聖經中也多次提及發酵、葡萄酒與醋。隨著時間的推移，釀造技術逐漸演變，並廣泛應用於各種食品，如酒類、醋、醬油、魚露、優格、豆醬、味噌、納豆、泡菜、起司等。這些發酵食品有時也被用作其他釀造過程中的基質，形成更多元的食品，如日本的漬物。

### （2）釀造讓環保與健康同時達標

　　在人類漫長的歷史中，通過無數經驗積累，釀造技術得到了完善與多樣化。現代科技的進步，特別是生物科技的發展，使得人們對微生物的研究達到了新的高度。然而，現代社會為了追求生產效率與速度，

往往選擇速成的化學合成食品，這不僅犧牲了食品的天然營養價值，還導致了傳統發酵食品的污名化。

隨著生物科技的再度關注，科學家們試圖重新揭開細菌發酵的奧秘，釀造技術也因此回到了更加自然與健康的方式。如果能夠重新認識發酵過程，並運用天然食材自行釀造，不僅能增進健康，還能在等待與觀察發酵變化的過程中體會大自然的奇妙，從而為自己打造健康而簡樸的生活方式。

從現代環保節能的角度來看，利用自然發酵與釀造技術來保存與創造食品，比依賴人工冷藏更為環保。經過發酵釀造的食品不僅有助於健康，還是一種友善於地球的食物選擇。藉由回歸自然釀造，我們可以更好地維護自己的健康，同時也保護我們的環境。

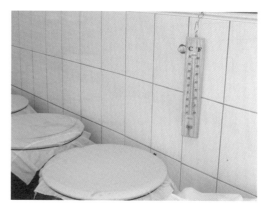

▲「釀造」充滿了時間和溫度感，是食物經過菌種競爭及糖化、酒精化、醋酸化後，將原料轉化為維生素、酵素等有益元素，進而擁有新風味的整個過程。

| 綠茵健康小教室 | 發酵與釀造的區別

**發酵**

　　發酵是微生物（如細菌、酵母、霉菌等）進行生命活動的過程。在這一過程中，微生物不斷自我繁殖，同時分解原料中的大分子物質，如澱粉和蛋白質，轉化為小分子物質，如糖、氨基酸等，並產生酵素。

　　這些酵素進一步促進物質轉化，使自然界中有機物質（如植物和動物）發生化學變化，產生特定的風味、香氣和營養價值。

**釀造**

　　釀造是指在人類的控制下，利用發酵過程將原料轉化為發酵食品（fermented foods）的過程。釀造不僅包括發酵這一關鍵步驟，還包括前期的原料準備和後期的產品加工。

　　換言之，釀造是包含了發酵的更廣泛的食品製作過程，是細菌等微生物新陳代謝作用的結果，並通過人類的有意識的操作，創造出特定的食品，如酒、醋、味噌、醬油等。

從發酵到釀造醋，找尋養生方法

第1部

第2部 釀造醋是天賜好物

第3部 健康原點：台灣釀造優醋

第4部 醋造健康生活的54種選擇

第5部 從釀造醋到淳、調、養健康法

# 第 2 章
# 好菌從何而來
# 自製種麴的方法

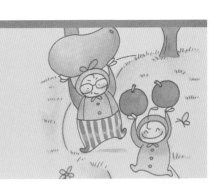

菌種廣泛存在於自然界中，包括空氣、土壤、水、植物以及各種容器中，甚至在人體表面和內部器官中。當細菌聚集在食物上，會產生各種變化。不同種類的細菌對所需的養料、溫度和濕度要求不同，因此在不同的環境中有不同的生長方式。通常，當食材本身含有糖或澱粉時，細菌會自行發酵。許多蔬果類的發酵過程中，只需利用鹽來脫水或曬太陽來脫水，就能促進發酵並抑制黴菌，防止腐敗。

本文除了詳細介紹好菌與種麴之外，還會把台灣常見的米麴、鹽麴的傳統做法一一詳細跟大家分享。另外一種常見的豆麴介紹則會在「豆醬、味噌、辣醬」單元再仔細說明。

## 好菌與種麴

### （1）菌種的來源與分布

為了加速和控制發酵過程，特定的菌種常常被引入到發酵環境中，使所需的菌種成為強勢菌。例如，在製作漬物時，放入鹽水可以讓細菌產生乳酸，賦予漬物酸味。在亞洲國家，這種方法常被用來加速發酵過程。

### （2）什麼是「麴」？它的作用是什麼？

「麴」是一種能夠誘發食材發酵的菌種源，通常由含有澱粉或糖分的基質來培養菌群。西方人有時會將麴稱為「菌母」，因為它像母親一樣繁殖出大量的菌群。麴在釀造中起著關鍵作用，它讓原料發酵，從而形成特定的風味。

麴的製作技術在中國有著悠久的歷史，早在西元 1000 年之前（五代到北宋期間），中國已經發展出製作麴的技術，並且與釀酒密切相關。麴的意思就是發黴的穀物，古人利用穀物（如米、麥、大豆、豌豆、玉米與麩皮等）來培養黴菌。這些黴菌會產生酶，並且不同的黴菌會

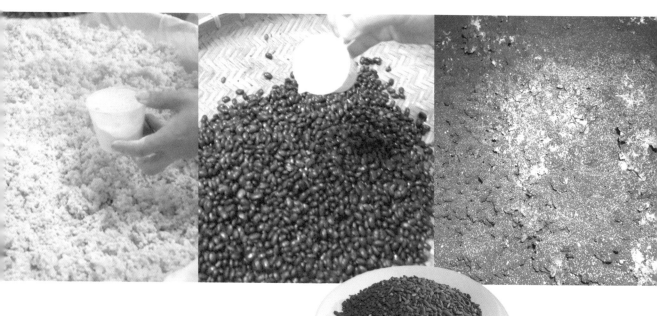

▶ 麴就是發黴的穀物，古人利用米（白米、紅麴米）、大豆（或黑豆）等穀物來培養黴菌，形成不同顏色的麴，如黃麴、紅麴、黑麴等。

分泌出不同顏色的孢子，形成不同顏色的麴，如黃麴、紅麴、黑麴等。此外，麴有時也以最終產出的產品來命名，如酒麴、醬油麴等。

## （3）自製菌種與生物科技的應用

### A. 台灣傳統的製麴方法

在台灣，過去鄉間就有各種手工養菌製麴的方法，最常被應用來釀米酒的米麴菌俗稱：「白殼」。馬來西亞稱為：「酒餅」，中國稱：「酒藥」。應用在發酵食品的微生物可大致分為四大類，即酵母菌（Yeasts）、黴菌（Molds）、細菌（bacteria）、真菌（viruses）。最常被應用的黴菌（Molds）就包括根黴菌（Rhizopus）、麴菌屬（Aspergillus）、紅麴菌屬（Monascus）、青黴菌（Penicillum）、毛黴菌（Mucor）。

下文會繼續詳細介紹如何自製米麴、鹽麴和豆麴的步驟和做法，這裡先說明菌種和生物科技應用的情形。

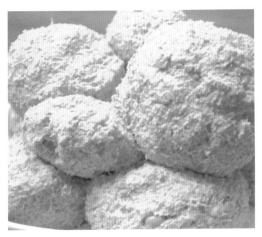

▲在台灣，最常被應用來釀米酒的米麴菌俗
　稱：「白殼」。馬來西亞稱為：「酒餅」，
　中國稱：「酒藥」。

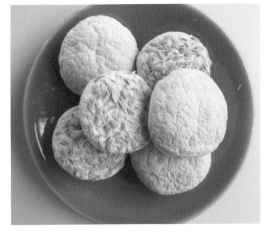

▲「麴」也是細菌暫住的地方，會繁殖到長
　出孢子，就是我們肉眼看到的「白毛」，
　也就是「長霉」。

### B. 黴菌的作用與應用

　　黴菌在發酵過程中扮演著關鍵角色，特別是在台灣、日本和中國等地，根黴菌與米麴菌被廣泛用於釀酒。這些黴菌在生長繁殖過程中會分泌各種酵素，進行液化與糖化，分解原料中的蛋白質與脂肪，從而形成獨特的風味與口感。

　　為了促進發酵速度，會以人工培養的方式來繁殖細菌，原料曝露在空氣中，讓附著在各種穀物原料上的細菌繁殖生長。換言之「麴」就是細菌暫住的地方，細菌不斷自行複製並長出孢子，那些孢子就是我們肉眼看到的「長霉」。

### C. 現代生物科技的發展與應用

　　肉眼可見的穀物承載著各種不同的細菌，之後可以用麴來發酵食物。例如釀酒、釀醋、釀醬油，就是把各種不同的麴拌入高粱、糙米、黑豆中，麴上的菌引發原料再度發酵，只要發酵的水分、溫度條件適合，細菌就會開始大量繁殖運動。細菌繁殖，需要營養，穀物正好供給了微生物所需的營養。應用一些穀物、豆類與植物任其自然發酵，培養菌絲，所以吸引附著的菌種很多樣。

　　如果居住環境適合想嘗試釀造，可以自己自製種麴。如果在大廈公寓中自行嘗試，很有可能會沾

惹很多雜菌，導致原料直接腐敗。

值得注意的是，現在的生物科技已經可以針對所需的菌種進行純化與培養，進而大量繁殖，以滿足不同需要的使用者。台灣的學術單位、法人組織食品工業研究所也一直都在進行微生物的研究，嚴密監控環境中以適當的溫度與濕度來培養各種微生物，建制菌種屬的資料庫。

種。以下分別條列各步驟出來，讓大家可以一步一步自製出來，同時將注意事項也都整理出來給大家參考。

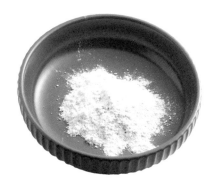

▲米麴（如圖）的做法有兩種，儘管選用的穀類與植物種類不同，但是目的卻是相同的，都是為了讓釀造原料順利的糖化。

## 台灣常見米麴、鹽麴的傳統做法

### （1）米麴的傳統做法

所謂「製麴」，就是在培養繁殖微生物，讓這些微生物生長在穀物上形成麴黴孢子群，這個麴可應用在接種發酵。米的糖化菌主要是米根黴菌（Rhizopous oryzae）與米麴菌（Aspergillus oryzae），這兩種菌含有澱粉分解酵素，能將澱粉分解成糖。米麴的做法經常被視為獨家秘方（本文完全不藏私分享給大家），儘管選用的穀類與植物種類不同，但是目的卻是相同的，都是為了讓釀造原料順利的糖化。

基本上，米麴的做法可分為兩

| 綠菌健康小教室 | 米麴的做法 1 & 2

### 做法 1

米麴製作步驟如下：

**❶ 泡米煮飯**

・將白米泡水後煮成飯，然後讓飯自然冷卻。

**❷ 拌入米根黴菌**

・待飯冷卻後，按照重量比例，將 1 公斤米飯中拌入約 60 ～ 100 公克的米根黴菌（俗稱酒餅或酒麴）。

**❸ 觀察菌絲生長**

・當肉眼可見白色菌絲佈滿飯粒時，將其混揉均勻。

**❹ 控制發酵溫度**

・由於發酵過程中溫度會升高，因此要注意散熱，防止過熱影響發酵效果。

**❺ 乾燥成米麴**

・發酵完成後，將米麴乾燥，即可完成米麴製作。

### 做法 2

米麴製作步驟如下：

**❶ 研磨穀類**

・將選用的穀類研磨成粉狀。

**❷ 混合植物或香料**

・將研磨好的穀粉與選用的植物或香料混合均勻。

**❸ 揉成小球**

・加入適量的水，將混合物揉成小球狀。

**❹ 灑上種麴粉**

・在揉好的小球表面灑上種麴粉。

**❺ 培養發酵**

・用布蓋住小球，放在室溫下培養 2 ～ 3 天。

**❻ 曬乾保存**

・當菌絲佈滿小球表面後，將其放在陽光下曬乾，曬乾後即可長期保存備用。

**注意事項：** ●**適宜季節：** 自製米麴在秋冬較為適宜，台灣夏天因悶熱容易發酵過度，導致腐壞。●**使用方法：** 使用球狀麴時，應先將其磨碎。使用精白米更佳，因為米麴黴菌在糖化過程中能更順利地將澱粉轉化為糖。●**發酵過程：** 發酵期間會產生二氧化碳並釋放熱量，因此需要適時翻攪以幫助散熱。●**後期變化：** 在製麴的後期，物料會變得緊實，同時米麴會散發出香味。

鹽麴是一種由麴菌和鹽混合發酵製成的調味料，主要用於增添食物風味。不只日本料理中常見，在亞洲其他國家的料理中也多有使用。

特點和用途

風味

· 鹽麴有著獨特的鮮美味道，帶有淡淡的甜味和鹽味，可以用來醃製食物，也可以用作調味料。

健康益處

· 由於其發酵過程，鹽麴含有一些有益的微生物和酵素，有助於消化和吸收營養。

使用方式

· 可以用來醃肉、魚類，或添加到湯、醬汁中，增添風味，也是一個很好的肉類嫩化劑。

▶ 鹽麴（如圖）有著獨特的鮮美味道，帶有淡淡的甜味和鹽味，可以用來醃製食物，也可以用作調味料。

| 綠茵健康小教室 | 鹽麴的做法

**鹽麴製作步驟如下：**

**❶準備鹽水**

· 將適量的鹽加入涼開水中，攪拌均勻，直到鹽完全溶解。這個鹽水將用來發酵米麴，鹽的比例是米麴：水：鹽 = 1：1：0.3。鹽的量不可過多，否則會抑制米麴上的菌的生長，影響發酵。

**❷處理米麴**

· 如果使用市售的乾燥米麴，這些米麴是將酵母菌放入煮熟的米飯中進行糖化，使米飯產生甜味與淡淡的酒味，然後經過乾燥和真空包裝來停止發酵。在使用前，將這些乾燥米麴放入準備好的鹽水中，這樣酵母菌會重新活躍，開始發酵。

**❸發酵過程**

· 將米麴放入鹽水中，讓其吸收水分並開始發酵。米麴粒會逐漸糊化，這個過程通常需要三天時間。三天後，米麴的發酵應該完成，此時的鹽麴可以用來調味。

**❹保存與熟成**

· 當米麴熟成後，將其放入冰箱保存，這樣可以避免其進一步發酸。記得使用玻璃瓶進行保存，玻璃瓶需提前洗淨晾乾。未使用完的米麴粒也要包好放進冰箱，以延長保存期限。

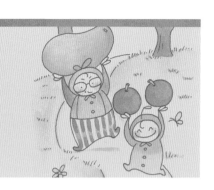

# 第 3 章
# 釀造技藝的原點：
# 酒與醋

## 酒的發現與釀造

### （1）酒的簡史

#### A. 新石器時代的起源

　　酒的歷史可以追溯到新石器時代，當時人們可能利用陶罐埋在地下發酵來釀造酒。根據考古學證據，當時只要有蜂蜜或其他含澱粉或糖的果實，就能自發酵成酒。在人類的飲食文化史中，酒曾被視為與神靈交流的媒介，後來成為社交和權力爭奪的重要工具。

#### B. 青銅器時代的東西方釀酒

　　西元前 1200 年的青銅器時代，義大利人和中國人都可能已經開始釀酒。東西方不約而同地在釀造工藝的起源上選擇了「釀酒」，歐洲採用葡萄，而東亞則以米穀類為主要原料，進一步發展出啤酒等酒類，形成了全球性的「美酒文化」。

### （2）釀酒工藝重要部分 1：穀類釀酒

#### A. 穀類釀酒三部曲

　　穀類是釀酒的重要原料，其釀酒過程可以分為三個階段：第一是將穀類煮熟作為主食，也是細菌的食物；第二是利用煮熟的穀類引菌培養繁殖麴或酵母；第三是將不同種類的米麴、麥麴、豆麴或酵母拌入煮熟的穀類中發酵，製成不同類型的酒，例如米酒、清酒、高粱酒等。

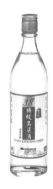

▲如果無法取得有機蔬果，用醋來洗菜就是最簡單而有效的做法。

#### B. 中國的穀類釀酒技術

　　中國是最早使用穀類來製麴的國家，《詩經》記載了周朝時期人們利用「曲」來釀酒的技術。北方以小麥製曲，南方則多用大米製曲，

通過麴中的黴菌將穀類中的澱粉分解為糖，再由酵母菌將糖轉化為酒精。

從文獻可知，周朝時期《詩經》記載著釀酒關鍵的是「曲」（與「麴」同義），可見當時人們已懂得製麴釀酒。中國北方多用小麥製曲；南方則慣用大米製曲。用穀類製麴，將麴放入原料，穀類釀酒的原料如：大麥、小麥、高粱、粟米、玉米、大米、小米、糯米。

## C. 穀類釀酒製程

不同地區使用的釀酒菌種和配料各有不同，但基本的釀造原理是一致的。通常利用黴菌（如根黴菌、米麴菌、毛黴菌、紅麴菌）將澱粉分解為糖，再由酵母菌將糖轉化為酒精。

第一階段：糖化與初步發酵

- 釀造過程的第一步是將穀物蒸熟，並拌入麴菌，這些麴菌在溫水中開始分解穀物中的澱粉，將其轉化為糖分。這一階段稱為糖化過程。

- 隨後，發酵過程開始，酵母菌將糖分轉化為酒精。此時，發酵的環境中，細菌和酵母菌會展開「競爭」，那些適應力強、繁殖速度快的有益菌（強勢菌）會抑制有害雜菌，確保發酵順利進行。

第二階段：酒醪的形成

- 當發酵進行到一定階段，穀物與發酵產物混合，形成稀糊狀的「酒醪」（音「ㄌㄠˊ」），這是未經過濾的發酵物質。

- 隨著發酵的進一步進行，酒精濃度逐漸升高。完成發酵後，可以將酒糟過濾掉，得到的液體便是濁酒。這種酒液通常未經蒸餾，因此呈現混濁狀態。

濁酒與清酒的區別

- 濁酒是一種未經蒸餾的釀造酒，通常酒精濃度較低且呈現混濁狀態。例如，台灣原住民釀造的小米酒就是以小米為原料，自然發酵後濾出的酒液。這種酒液甜美滑順，適合直接飲用。

相較之下，日本的清酒經過更細緻的過濾，因此酒液更清澈，雖然兩者的釀造過程相似，但最終產品在外觀和口感上有明顯區別。

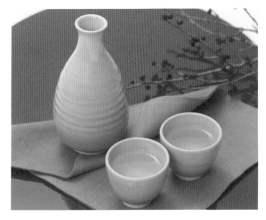

▲日本的清酒雖然名之為「清」卻是屬於濁酒，只是因為經過更細緻的過濾，酒液才顯得清澈如水。

保存與變酸

　　濁酒如韓國的米酒，由於其酒精濃度低且未經過蒸餾，因此易於在常溫下醋酸化變酸。變酸的現象在發酵過程中屬正常現象，但消費者往往認為這是產品變質。為避免此類問題，部分廠商會縮短產品的保存期限。

## （3）釀酒工藝重要部分2：葡萄酒的釀造

### A. 葡萄酒的來源與歷史發展

　　葡萄酒的釀造歷史悠久，可以追溯到數千年前。最早的葡萄酒痕跡發現於現今的喬治亞和伊朗地區，約在公元前6000年至5000年之間。然而，葡萄酒真正進入西方文化的核心，則是在古希臘和羅馬時期。

### B. 古希臘時期：酒神崇拜與葡萄酒文化

　　在古希臘，葡萄酒被視為神聖的飲品，與希臘神話中的酒神戴奧尼西司（Dionysus）密切相關。每年，希臘人都會舉行「戴奧尼西司酒神之祭」，這是一個慶祝葡萄豐收的節日，充滿了音樂、舞蹈和狂歡。這些慶典不僅是宗教儀式，也成為了希臘社會生活的重要部分，並為後世的葡萄酒文化奠定了基礎。

　　當時，農民們將成熟的葡萄收割後，會將其置入大木桶中，婦女們以雙腳踩踏葡萄，這一過程被認為是神聖且具有儀式感的。接著，葡萄汁會被放入木製酒桶中進行發酵。古希臘人相信，這個過程是受神靈庇佑的，使得葡萄酒成為與神靈交流的媒介。

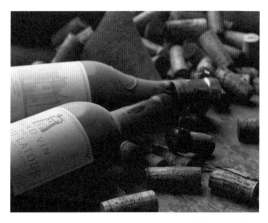

▲在古希臘，葡萄酒被視為神聖的飲品，並為後世的葡萄酒文化奠定了基礎。

C. 葡萄酒的影響：西方酒文化的代表

　　葡萄酒作為西方文化的精緻象徵，對西方的宗教、社會、藝術和經濟產生了深遠影響。從古希臘的酒神祭典，到基督教的聖餐儀式，再到現代的葡萄酒投資市場，葡萄酒無不體現了西方文化的多樣性與包容性。葡萄酒的歷史不僅是一部釀酒技術的發展史，更是一部西方文明的演進史。

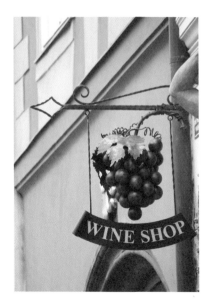

▲各地眾多的酒莊和葡萄酒專賣店，正表示葡萄酒是西方文化的象徵，對西方的宗教、社會、藝術和經濟產生了深遠影響。

D. 葡萄酒的釀製過程

1. 葡萄採收

・選擇成熟度合適的葡萄進行採收，避免過熟或未熟的葡萄。

2. 葡萄破皮

・將葡萄破皮，釋放出果汁，果皮、果肉和果籽混合在一起形成「葡萄醪」。

3. 發酵

・紅葡萄酒：連同果皮一起進行發酵，以獲取顏色和單寧。

・白葡萄酒：在壓榨後，果皮被去除，果汁進行發酵。

・發酵過程中，酵母菌將葡萄中的糖分轉化為酒精和二氧化碳。

4. 壓榨

・紅葡萄酒：發酵結束後進行壓榨，分離液體和固體。

・白葡萄酒：發酵前或發酵中進行壓榨。

5. 熟成

・在不銹鋼罐或橡木桶中熟成數月或數年，風味逐漸發展。

・橡木桶熟成會增加香草、煙草等複雜風味。

6. 過濾與澄清

・將酒液過濾，去除雜質，使酒液更加清澈。

7. 裝瓶

・完成熟成後，葡萄酒經過過濾，裝入瓶中，準備銷售或進一步陳年。

## （4）釀酒相關產品介紹：甜酒釀與味醂

### A. 甜酒釀：台灣早期眷村媽媽們的絕活之一

在台灣的早期眷村，媽媽們經常會在家中自製甜酒釀。他們首先將圓糯米洗淨後煮熟，然後將糯米飯攤開，用乾淨的布蓋上，使其自然冷卻並吸附環境中的微生物。然而，為了確保成功發酵，通常還需要加入特定的麴菌來引導發酵過程。

### 1. 第一階段發酵：糖化與酒精化

· 糯米飯經過冷卻後，攤平並撒上麴菌，這些麴菌負責將糯米中的澱粉分解為糖。當糯米飯逐漸變得濕潤且糊化時，表明糖化過程已經開始。

· 接著，將糯米飯放入乾淨的容器中，加入煮沸後放涼的冷開水。此時，酵母菌開始將糖分轉化為酒精，進行第一階段的酒精發酵。當飄出微微的酒香味時，這就是甜酒釀製作成功的標誌。

### 2. 保存與防腐

· 許多媽媽們會根據經驗指出，甜酒釀的製作需要注意天氣。秋天較為涼爽，溫度適宜，這樣不易引來壞菌，使米飯腐敗。因此，秋天比夏天更適合釀造甜酒釀。

· 在發酵過程中，加入的水必須煮沸後放涼再使用，這樣做是為了滅菌，避免高溫殺死有益的酵母菌和麴菌。當發出酒香味後，應立即將容器密封，防止空氣進入，並將甜酒釀放入冰箱保存，這樣可以延長保存期限，避免繼續發酵。

### 3. 第二階段發酵：醋酸化

· 如果甜酒釀接觸到大量的空氣，空氣中的醋酸菌可能會進一步作用，將酒精轉化為醋酸，這就是所謂的醋酸化過程。這是一種自然的發酵反應，當發酵過程沒有被控制好時，可能會導致甜酒釀的味道變酸。

這些媽媽們代代相傳的經驗，背後蘊含著深厚的發酵科學知識，使得甜酒釀不僅成為一種美味的傳統食品，也承載了豐富的文化內涵。

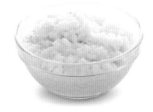

▲甜酒釀的傳承，不僅僅是一種傳統的美味食品，更承載了諸多豐富的文化內涵。

米麴經過發酵後，可以用來製作日本人常用的調味品——味醂。

味醂並非「酒醋合體」，而是以其甜味與酒精含量來調和料理中的各種味道。日本人不喜歡辣味的刺痛感，因此經常使用味醂、味噌、醬油等發酵物來平衡味道，使得鮮、香、鹹、辣等味道趨於平衡。

味醂的製作過程是將糯米拌入米麴菌和酵母菌，開始發酵後，糖分逐漸被轉化為酒精。當發酵進行到產生足夠的甜味時，製作者會通過降低溫度或控制供氧，來減緩或停止發酵，保留酒醪中的糖分與酒精。經過過濾後，取得的澄清液體就是味醂。味醂具有獨特的甜味和酒香，常被用來去腥提鮮，是日本料理中不可或缺的調味品。

## 醋的發現與發展

醋的起源與酒的發展密不可分。醋是由酒酸敗而來的產物，因此酒的誕生先於醋。在世界各地的文明中，酒的釀造歷史可以追溯至數千年前，而醋則是酒在保存過程中意外發酵的結果。

部分學者推測，醋的釀造知識最早可能是從中東和中國流傳至其他國家，並根據各地的氣候、物產發展出獨特的釀醋技術。例如義大利的葡萄醋、美國與德國的蘋果醋、日本的純米醋與中國的各種穀物醋。

同時，由於釀造醋是本書重點，本文先介紹各主要地區醋的簡史，後文再詳細介紹醋的各種運用以及和輕調養調理法的關係。

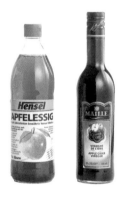

▲美國與德國的眾多蘋果醋，就是根據各地的氣候、物產發展出獨特的釀醋技術的最好證明。

## （1）中國醋簡史

中國的釀醋歷史源遠流長，古代文獻中多有記載。

《禮記》中提到：「熟炊粟飯，乘熱傾在冷水中，以缸浸五七日，酸好使用。」這是對早期釀醋方法

的簡單描述。然而，更詳細的釀醋技術則記載在北魏高陽太守賈思勰於西元532至549年間所撰寫的《齊民要術》中。這部著作被認為是中國保存最完整的百姓生活誌和食譜，記錄了當時釀造醋的原料，如米、大麥和豆類等，並描述了不同季節和食材下的釀造方法。

《齊民要術》中的釀醋工藝也涉及了微生物的作用。例如書中提到的「生衣」、「上衣」、「黃衣」等術語，都是用來描述菌類在釀造過程中的繁殖和分布情況。特別是黃色或黃綠色的菌類，被古代釀造者視為釀醋和釀酒過程中麴菌成熟的象徵。

明朝御醫李時珍在《本草綱目》中進一步記錄了釀酒、釀醋與醬的製作方法及其醫療功效。他還詳細描述了如何使用醋進行各種治療，這些方法至今仍被廣泛應用於飲用、含漱、外敷等療法中。清朝詩人袁枚在其著作《隨園食單》中，則強調了醬、酒、醋之間的風味差異，特別指出陳釀老醋的風味尤佳。

在中國的西周典籍《周禮》中，「醋」這個字也被稱為「酢」、「醯」（音「ㄒㄧ」）或「苦酒」，這些詞彙都與酸味和穀物發酵液有關。從釀造原理來看，穀物在發酵後，如果不經過加熱滅菌處理，醋酸菌會進入酒中產生醋酸，從而形成醋。這一過程顯示出當時人們已經掌握了利用發酵技術來創造新食物的能力，並能夠使用各種穀物作為釀造材料，如大麥、小麥、高粱等。

這些記錄反映了釀造是原料、時間、環境條件交互作用的結果，並且強調了時間在釀造過程中的重要性。袁枚在其作品中指出：「醋以酸為貴，取其酸而香，陳者色紅，愈陳愈好」，強調陳釀和久釀對風味和價值的提升作用。

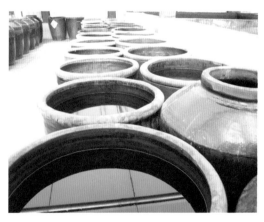

▲袁枚說：「醋以酸為貴，取其酸而香，陳者色紅，愈陳愈好」，強調陳釀的珍貴；然而，更珍貴的是，現在釀出來的陳年醋，和西周時期的是一模一樣！

## B. 四大名醋，堅持陳釀，發揚光大

中國幅員廣大，各地的風土條件不同，因此釀造出各具特色的醋。例如，中國四大名醋中的江蘇省鎮江醋、山西老陳醋、福建永春老醋、四川保寧醋等，均已揚名海外。以鎮江醋為例，其生產歷史可追溯至一千四百多年前，《神農本草經注》中亦有記載其獨特的口味與功效。

然而，隨著時代的變遷，許多傳統釀造方法逐漸被工業化生產所取代。儘管如此，部分地區如山西老陳醋的製作，仍保留了三千六百多年來的純天然釀造工藝，堅持傳統，成為中國釀醋文化的重要代表。

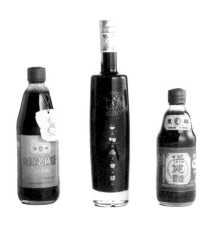

▲山西的老陳醋仍保留了三千六百多年來的純天然釀造工藝，堅持傳統，成為中國釀醋文化的重要代表。

## （2）日本醋簡史

日本醋的發展歷程可以追溯到東晉後期（約公元 369 ～ 404 年），當時中國的釀醋技術傳入日本。這一技術逐步在日本生根發展，並隨著時間的推移而演變。然而，日本的醋產業在初期主要是小規模的，直到江戶時代才出現大規模的生產。

江戶時代（1603-1868 年）是日本釀醋技術和文化發展的重要時期。隨著社會的穩定和經濟的繁榮，釀醋技術得到了廣泛推廣。當時的日本社會對食材和飲食品質的要求越來越高，這促使釀醋技術進一步精進。釀醋的過程變得更加制度化，形成了嚴格的商品規範和品質標準。這種標準化不僅確保了醋的品質，也幫助日本的釀造業在國內外市場上建立了良好的聲譽。

隨著釀造技術的成熟和發展，日本的醋逐漸形成了獨具特色的風味和文化。這一過程中，醋不僅被廣泛用於日常烹飪中，還成為日本飲食文化的重要組成部分。今天，日本的食用醋已經成為國際市場上的重要商品，代表著一種精緻且具有文化內涵的飲食傳統。

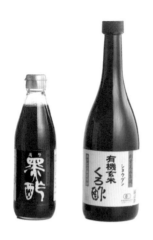

▲日本的食用醋已經成為國際市場上的重要商品，代表著一種精緻且具有文化內涵的飲食傳統。

## （3）西方醋簡史

釀造醋的歷史在西方國家同樣源遠流長。

回顧歷史，釀酒技術早在幾千年前的古埃及和美索不達米亞文明時期就已經出現。隨著釀酒技術的發展，古埃及人逐漸發現酒在發酵過程中可能會產生酸味，進而演變成醋。這種酸酒深受希臘人和羅馬人的喜愛，而醋的英文名「Vinegar」正是來自法語「vin aigre」，意思是「酸酒」。

在羅馬時代，醋的用途變得更加廣泛。羅馬人常常將醋稀釋後作為解酒醒腦的飲料使用，同時也用來排毒。古埃及人則認為醋能對抗瘟疫，甚至埃及艷后也用醋來進行美容保養。聖經《路得記》中也提到當時的人們用餅沾醋食用；而在耶穌被釘在十字架上時，士兵們也曾將醋遞給祂喝，這些記載都表明醋在當時已是常見的食物。

隨著時代的推進，西方的釀醋技術逐漸發展出更多元的應用。在17世紀，英國人開始以草本植物的花朵、果實與蜂蜜釀造醋，並將其稀釋後作為飲料。義大利的釀造醋文化則經歷了更為豐富的變遷。最初，醫生將醋應用於醫療藥方，隨後醋逐漸成為貴族之間贈送的禮物。王室貴族們習慣在豐盛的餐後飲用一杯珍貴的釀造醋以幫助消化，並將其用作烹飪調味品。如今，義大利的陳年葡萄醋已成為歐洲飲食文化的經典食材，更是地中海飲食的一部分。

為了保護傳統釀造醋文化，義大利摩德納地區於1979年成立了摩典那傳統醋業公會，以區別於工業生產的廉價酒醋，並制定法定產區來規範釀造醋的品質和標準。這一措施不僅保護了義大利釀造醋的傳統工藝，也使其成為國際公認的高品質產品。

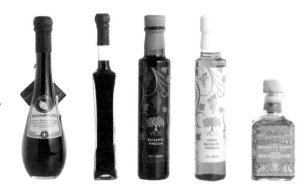

▶各式各樣的義大利陳年葡萄醋已成為歐洲飲食文化的經典食材，更是地中海飲食的一部分。

## （4）醋的多樣性與全球應用

由於醋具有抑菌和防腐特性，自古以來就被廣泛應用於醫療和飲食中。中國和日本的傳統釀醋技術在歷史上發展出獨具特色的風味，並且隨著時間的推移，各國的醋品種類也日益多樣化。

在中國，不同地區的物產和氣候條件造就了各具特色的醋品，如山西老陳醋、鎮江香醋等。這些醋不僅在國內廣受歡迎，也早已揚名海外。而在義大利，陳年葡萄醋不僅是歐洲經典食材，更成為地中海飲食的一部分。

如今，醋不僅僅是調味品和天然防腐劑，它還是養生保健的飲料，並且作為一種天然用藥被世界各地的人們廣泛使用。醋做為發酵食品的代表，體現了人類對於自然發酵技術的深刻理解與應用。

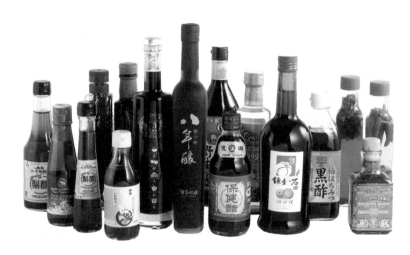

▲已經高度全球化的釀造醋做為發酵食品的代表，體現了人類對於自然發酵技術的深刻理解與應用。

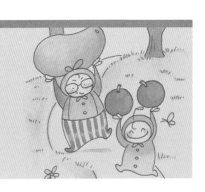

# 第4章
# 民以為食的釀造物

人類為了保存蛋白質類食物來補充蛋白質與增加食物的風味鄰近海洋的住民，倚靠海洋的資源，海鮮非常容易腐敗，於是不同種族及文化之下，不約而同地將魚類或肉類剁碎發酵製成醬料，就衍生出以魚蝦蟹發酵而成的魚露、蝦醬、蟹醬、鹽漬的各種海鮮，靠山的就發酵各種山產，有蔬果與獸肉，做為餐食或配料

豆類的種類繁多，自古以來，黃豆與黑豆一直是發酵重要的原料，應用最廣泛，它豐富的植物性蛋白質，不僅能直接煮熟食用，還能變化出很多種食材，包括豆腐、豆漿（豆奶）、豆乾、豆花（豆腐腦）與各種素食材料加工品，同時也是發酵其他食材的要角。

本文分門別類地介紹醬菜、豆醬、味噌、辣醬、醬油、臭豆腐與豆腐乳、魚露、蝦醬、一夜干、優格、起司等六大類、十餘種的釀造好物。

另外，還特別介紹兩位釀造達人，一位是有「黑金蘿蔔職人」之稱的劉美霞，另一位則是釀造醬油職人黃主謀。

## 醬菜

在古代，由於氣候和環境條件的限制，冬季在寒冷的地區，蔬果無法生長。為了保存食物，古人發明了蔬菜發酵的方法，以便在不利的季節中依然能食用蔬菜。發酵的基本方法有兩種：濕式發酵和乾式發酵。

· **濕式發酵**：是將蔬菜川燙後浸泡在水中，利用細菌產生的乳酸來抑制壞菌的生長，使蔬菜變酸但不腐爛。

· **乾式發酵**：在潮濕悶熱的地區，則利用鹽和陽光來使蔬菜脫水發酵。這種方法可以避免因為高鹽或低鹽導致的發酵失敗。

### （1）發酵過程中的挑戰與變化

發酵過程中，需要控制鹹度、

空氣濕度和蔬菜的浸漬程度。如果這些條件不符合要求，黴菌和酵母菌就可能在蔬菜表面生成一層膜，這會消耗掉包括乳酸在內的營養成分，降低酸度，進而滋生壞菌，使食材變色、變軟，最終散發出腐敗的惡臭。

大部分人提到醬料時，想到的是黏性糊狀或濃稠的調味品，如花生醬、芝麻醬、果醬等。然而，從歷史上看，醬是指以豆類、麥子、水和鹽發酵製成的豆醬、醬油和味噌。在台灣，1960 年代的醬菜車是許多人童年的回憶，這些醃漬蔬菜五顏六色，是認識蔬果的起點。

在德國，乳酸發酵技術有悠久的歷史，用於保存新鮮蔬菜，最著名的就是酸菜（SauerKraut），意為「酸的圓白菜」。類似的發酵技術也在其他地區使用，如北非的酸蘿蔔。

## （2）濕式發酵：台式酸白菜

濕式發酵是利用蔬菜本來就具備的好氧乳酸菌與酵母菌等微生物，在缺氧濕潤的環境下，溫度適宜時，乳酸菌會大量生長繁殖。相對於韓式泡菜，台式酸白菜的製程就更簡單，直接把煮開後冷卻的冷開水澆淋在洗淨並鹽漬過的山東大白菜上，發酵初期乳酸菌會利用碳水化合物產生大量的乳酸；氧化酵母菌會使容器內氧氣耗盡，即能長時間保存如果持續接觸空氣，氧氣的進入會使其他雜菌繁殖產生腐敗。

為了長期保存也會利用鹽巴來抑制雜菌與酸化速度，建議鹽度控制在 5% 比較適宜。

總而言之，蔬菜發酵成泡菜就是經歷乳酸發酵的過程。韓國、日本或台灣的發酵蔬菜都會使用當地盛產的各種蔬菜，醃製成酸菜或鹹菜。其他口味的發酵蔬菜則是經由搭配的辣椒、大蒜、薑、韭菜、蔥或植物香料來增加香氣與風味。而加入糖、醋、酒則能提升鮮脆與口感。

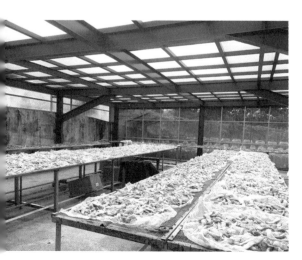

◀台灣這種潮濕悶熱的地區就會利用鹽與陽光來讓蔬菜脫水發酵。

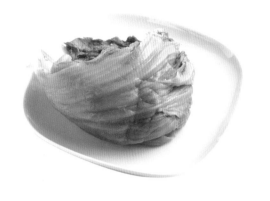

▲台式酸白菜就是標準的濕式發酵料理之一。

### （3）乾式發酵：梅乾菜、高麗菜乾、蘿蔔乾、筍乾、福菜

至於，醃漬菜、菜乾的製程稱之為「乾式發酵」，也是中國、韓國、日本等這些東方國家相當熱衷研究的食材保存方法之一。乾式發酵的蔬菜因為含水量很低，比較容易保存。潮濕多雨的地方尤為適合。乾式發酵是先用鹽讓蔬菜脫水，在陽光下曝曬讓蔬菜去菁萎凋，然後收進瓶罐之中，層層緊壓，不讓多餘的空氣引起醋酸發酵。

▼白蘿蔔脫水發酵後，陳釀後色澤由褐色（左圖），轉變為烏黑的蘿蔔乾（中圖），最後再成為具有台灣特色的「黑金老菜脯」（右圖）。

台灣早期婦女製作的梅乾菜、高麗菜乾、蘿蔔乾、筍乾或福菜都是乾式發酵，做法都是先將菜洗淨後搓揉鹽讓菜脫水軟化，再放到陽光下曝曬殺菁萎凋，乾燥脫水後收納進容器即可長期保存。需要食用時再取出泡水還原，藉以降低鹹度。

蔬菜保存在容器中，因為缺水與氧，所以不易酸化，實際上，醃製蔬菜仍在容器內緩慢地進行後發酵，例如白蘿蔔脫水發酵後，陳釀後色澤由褐色，轉變為烏黑的蘿蔔乾，最後再成為台灣特色的黑金老菜脯。話說許多台灣家庭都收藏著老蘿蔔乾，因為它不只是菜也是藥。

我的朋友劉美霞二十多年來堅持古法釀製蘿蔔乾，從興趣成為職人，不論是規模或品質堪稱台灣第一，甚至被稱為「黑金蘿蔔乾」，因為價比黃金。這裡先透露黑金蘿蔔乾釀漬的步驟，後面再另文專門介紹她與她的「黑金蘿蔔乾」傳奇。

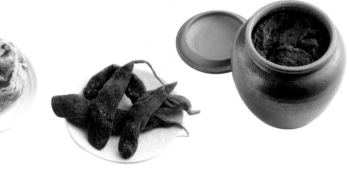

### 做法

**① 初步準備**

- **選材與清理**：選用完整的白蘿蔔，保持蘿蔔皮以保留內部水分。清洗乾淨後晾乾表面水分。
- **鹽的分次投放**：將粗鹽分次投放到蘿蔔上，讓鹽慢慢滲透。此過程通常需要 1 ～ 2 天。

**② 重壓與脫水**

- **重壓**：第一次重壓時，壓力不可過大，以免蘿蔔過快脫水。讓蘿蔔纖維先軟化，避免變硬。重壓後放置 1 ～ 2 天。
- **自然日曬**：將蘿蔔放置在陽光下進行數天（通常 3 ～ 5 天）的日曬，使水分自然蒸發脫水。白天日曬後，蘿蔔會逐漸萎縮。

**③ 日曬與回水**

- **回水與再日曬**：日落後將蘿蔔收進室內，讓其回水，過夜後再進行下一日的日曬。這樣反覆 3 ～ 5 天，以確保蘿蔔水分達到理想狀態。

**④ 後發酵與陳釀**

- **有氧後發酵**：將日曬乾燥後的蘿蔔放入陶缸中，在有氧環境下進行後發酵。此過程持續至少數月，甚至長達數年。
- **陳釀與轉化**：隨著時間推移，蘿蔔顏色逐漸加深，內部的鹽分會反滲出來，形成白色的鹽晶體。通常，陳釀時間愈長，風味愈佳。

### 如何食用黑金蘿蔔乾？

其實在台灣，老一輩的人有非常高比例的家庭有自製蘿蔔乾，但「黑金蘿蔔乾」這類的老蘿蔔乾的食用方式可以分成以下 4 個方面：

① 不須烹煮，直接切片入口吃，生津解膩，排痰消渴。

② 蘿蔔乾與蛋是完美的結合，可以切碎蒸蛋或煎成蘿蔔乾蛋俗稱菜脯蛋。

③ 蘿蔔乾也是超級餡料，不論是粽子、飯糰、紫菜捲、草粿仔、車輪餅內餡都會使用蘿蔔乾。

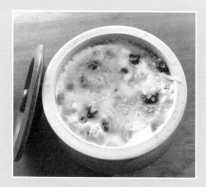

▲ 風味獨具的黑金蘿蔔乾雞湯。

④ 老蘿蔔乾特別適合熬湯，不論是老蘿蔔雞湯或排骨。

整體而言，時間會創造風味，年分愈久遠蘿蔔乾顏色愈深。釀漬時間短的直接入口吃，口感爽脆，時間長的則是甘味綿長。與其他食物搭配，蘿蔔乾還能幫食物提味。

從發酵到釀造醋，找尋養生方法

第1部

釀造醋是天賜好物 第2部

健康原點：台灣釀造醋 第3部

醋進健康生活的54種選擇 第4部

從釀造醋到清、調、養健康法 第5部

### （4）泡菜與韓式泡菜

#### A. 泡菜國際標準與韓國的回應

　　中國、韓國和日本等地都有悠久的自然發酵蔬菜歷史，這些發酵蔬菜統稱為「泡菜」。2019 年，中國開始制定泡菜的國際標準程序，並於 2020 年提交給國際組織。該標準由中國、印度、伊朗、土耳其和塞爾維亞五個會員國通過，然而，韓國沒有參與這一標準的制定，也不承認其適用於韓式泡菜（Kimchi）。

　　根據韓國農林畜產食品部的資料，聯合國糧食及農業組織（FAO）國際食品標準委員會早在 2001 年就確定了韓式泡菜的國際標準，並於 2013 年將韓式泡菜的製作過程列入聯合國教科文組織的「非物質文化遺產」。這些國際認可凸顯了泡菜不僅是文化的重要部分，也成為國際貿易和政治競爭的一個焦點，因為泡菜的加工涉及添加物標準。

#### B. 韓式泡菜的製作與日常生活

　　韓式泡菜（Kimchi）以辣味為主調，發酵過程中產生乳酸，通過鹽和糖調和辣味與酸味。不同地區因物產不同，發展出數百種不同的口味。例如，靠海的地區會加入新鮮魚蝦，而靠山的地區則使用野菜。主要材料包括山東長型大白菜、高麗菜、白蘿蔔、紅蘿蔔、大蒜、蘋果或梨子，配料則有韭菜、蔥、大蒜、薑、辣椒等，並用辣椒粉、鹽、糖、芝麻等製成醬料，增添鮮味。

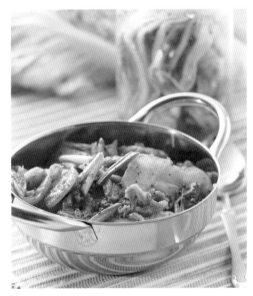

▲韓式泡菜有數百種的口味，家家戶戶都會做，使之成為韓國日常不可或缺的飲食之一。

　　韓國冬季寒冷，蔬菜難以生長，因此傳統上將蔬菜泡在鹽水中以防腐並便於儲存。現代韓國人仍然在蔬菜盛產時自家發酵，這已成為韓國日常飲食的重要部分。韓國的傳統做法是將泡菜放在室溫下先進行初步發酵，然後將其埋入地下，以

隔絕空氣並保持穩定的溫度過冬。現代家庭則使用專用的泡菜冰箱來控制溫度，避免泡菜過度發酵，導致酸味過重。發酸的泡菜，韓國人稱之為「老泡菜」，常用來做火鍋的湯底。

## |綠茵健康小教室| **韓式泡菜基礎做法**

**步驟 1**

是先把一顆大白菜洗淨豪邁的縱切成四等分，泡鹽水，菜與鹽的比例為 14：1，水淹沒菜後輕輕把鹽攪拌均勻，用重物鎮壓六小時，可用洗淨之石頭磚塊或以容器壓住菜，讓蔬菜脫水軟化。（圖1）

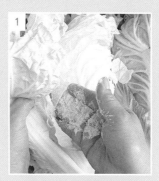

**步驟 2**

把大蒜、辣椒粉、薑、糖、鹽放入果汁機打成泥碎。將副材料先放入配料醬中取出白菜擠乾水分後，再把配料泥塗抹在菜葉中，一層一層掀開抹上配料醬。（圖2）

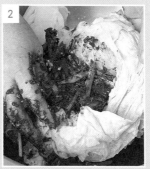

**步驟 3**

拿一個洗淨乾燥的玻璃或陶容器，把塗抹好配醬的白菜捲起來放進容器，層層疊放後盡量將空氣擠出，裝好後密封容器，先放在室溫。（圖3）

**步驟 4**

氣溫 25℃ 以上放置 36 小時；氣溫 10℃ 以下放置 100 小時後，再移入冰箱。大約一週後即可食用。

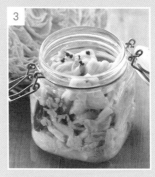

從發酵到釀造醋，找尋養生方法

第1部

釀造醋是天賜好物

第2部

健康原點：台灣釀造優醋

第3部

醋進健康生活的54種選擇

第4部

從釀造醋到漬、調、養健康法

第5部

豆醬、味噌、辣醬

　　豆麴和豆醬是製作納豆及其他發酵食品的基礎，味噌則以黃豆為主，通過發酵產生多種風味。韓式與台式辣椒醬，則透過不同的發酵方法，融合酸、甜、辣、鹹四種口味，呈現獨特的口感。

### （1）豆醬與納豆

A. 豆麴的製作與用途

　　豆麴是發酵食品中的重要原料。煮熟的黃豆在適宜的溫度下放置一週左右，就能自然發酵成豆麴。這些豆麴可用來醃漬各種蔬菜，也可以乾燥保存以備日後使用。製作方式請見下方的「綠茵健康小教室」。

　　同時，發酵完成後，將豆麴洗去霉菌，曬乾後加入鹽再靜置發酵，即可製成豆醬。豆醬是一種多用途的調味品，可以用來製作其他發酵食品，如豆腐乳、豆醬筍和豆醬鳳梨。而豆麴還可以進一步發酵豆子或豆類加工品，就能創造出納豆、味噌、豆瓣醬、豆腐乳、辣椒醬、醬油等諸多發酵豆類食品。

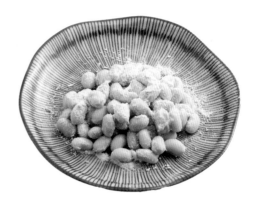

▲煮熟的豆子在適宜的溫度下，放在室內空間約一週左右，可以直接發酵成豆麴。

B. 納豆的起源與製作

　　納豆的發酵原理與豆麴相似，但其起源傳說別具特色。

　　據說古時軍隊出征時，士兵將黃豆包裹在稻草中，無意中發現發酵後的黃豆雖然黏稠，但食用後無害，甚至有助於健康。這種黏稠物質是納豆激酶，具有清除血管廢物的功效。

　　納豆的製作方法也比較簡單。將黃豆煮熟後保留顆粒狀，然後用稻草包裹，或將稻草覆蓋在豆子上，稻草中的枯草桿菌會自然分解豆子，產生黏稠的果糖聚合物與谷胺酸多肽。現在市面上也有枯草桿菌的粉狀包裝，可供快速製作納豆。以下的「綠茵健康小教室」條列化和步驟化出來，給大家參考。

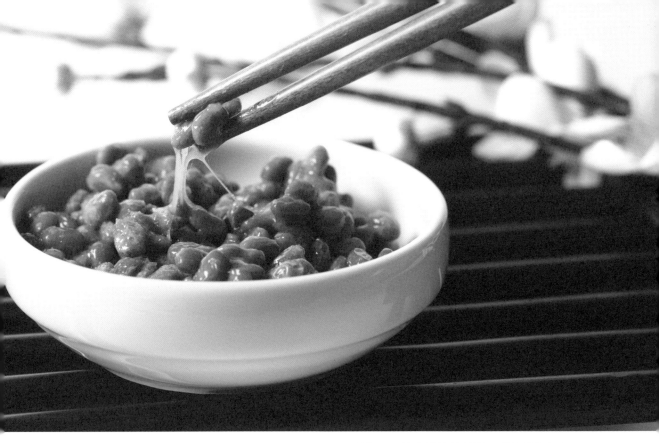

▲製作納豆的方法比較簡單，現在都能在市面上直接購買枯草桿菌的粉狀包裝，進行快速製作納豆的工作。

## 綠茵健康小教室 | 納豆的製作方法

### 做法

**❶煮熟黃豆**
・將黃豆煮熟，保留顆粒狀。

**❷包裹黃豆**
**選擇以下兩種方法之一：**
・用稻草包裹煮熟的黃豆。
・將稻草覆蓋在煮熟的黃豆上。

**❸自然發酵**
・讓稻草中的枯草桿菌自然分解豆子，產生黏稠的果糖聚合物與谷胺酸多肽。

**❹現代製作方式（可選）：**
・使用市售的枯草桿菌粉，拌入煮熟的黃豆中以快速製作納豆。

### C.「天貝」等發酵食品展現的多樣性

發酵食品不僅限於納豆，還衍生出其他如印尼的「天貝」等發酵食品。天貝做法與納豆相似，但使用芭蕉葉包裹生黃豆，讓其在常溫下自然發酵兩天後即可食用。天貝可以生食或炒熟食用，其口感和風味都與納豆不同卻又別具不同。發酵食品的多樣性展示了不同文化對發酵技術的創新和適應，這些食物也因其豐富的營養價值和獨特的風味而廣受歡迎。

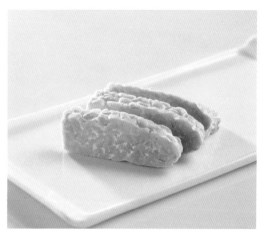

▲「天貝」也是非常具有特色的豆類發酵食品，可以生食或炒熟食用，口感和風味都與納豆不同卻又別具特色。

---

| 綠茵健康小教室 | **豆醬與豆瓣醬的區別、異同**

**豆醬**

· **製作原料與過程**：豆醬主要是由黃豆或其他豆類經過蒸煮後，加入麴菌發酵，再與鹽、水等調味料混合，經過長時間發酵製成。

· **口感與用途**：豆醬的質地較細膩，味道濃郁，可作為調味料使用，常見於中式料理中如滷肉、炒菜等。

**豆瓣醬**

· **製作原料與過程**：豆瓣醬以煮熟的黃豆為基底，經過自然發酵成豆麴，再將豆麴洗去霉菌，曬乾後拌入鹽並繼續發酵。製作過程中還可以加入辣椒、大蒜、薑等調味料。

· **口感與用途**：豆瓣醬的質地較粗糙，帶有鹹、辣等多層次風味，常用於川菜如麻婆豆腐等，增添菜餚的辛香味。

（相似點）

● 都是由黃豆為主要原料，經過發酵製作而成。

● 都可以作為調味料使用，提升菜餚風味。

（不同點）

● 製作過程：豆醬通常是純豆類發酵製成，而豆瓣醬則是豆麴發酵後再加入其他調味料。

| 綠茵健康小教室 | 豆麴製作全公開

## 做法

**❶準備黃豆**

- 將黃豆清洗乾淨。
- 將黃豆泡水 8 小時,夏天需勤換水。

**❷煮熟黃豆**

- 將泡水後的黃豆煮熟。
- 煮熟後將黃豆冷卻至 35 至 40 度,溫溫的不燙手即可。

**❸發酵豆麴**

- 加入炒過的米粒和麵粉拌勻,或用植物葉子覆蓋黃豆。
- 將黃豆放置於室內或戶外,讓其自然發酵一週左右,直到黃豆表面長滿菌絲。

**❹製作豆瓣醬**

- 發酵完成後,將豆麴洗去霉菌,並曬乾。
- 加入適量的鹽,放入容器中靜置發酵,即可製成豆瓣醬。

## 豆麴保存與加速發酵步驟

**❶保存豆麴**

- 煮熟黃豆並搗碎。
- 將搗碎的黃豆揉捏成丸狀。
- 等待丸狀黃豆長滿白黴菌。
- 將長滿白黴菌的黃豆丸放置於陽光下曝曬,待完全乾燥後收納保存。

**❷加速發酵(適用於都市環境)**

- 選用市售的菌粉。
- 將菌粉加入煮熟並冷卻的黃豆中,攪拌均勻。
- 通常隔天即可看到麴菌活躍,發酵完成。

## （2）味噌

日本在傳承中國釀造醬的技術後，根據當地的需求和口味，調整了黃豆、米、麥、米麴、鹽和水的配比，創造出上百種不同顏色和口味的味噌。味噌的成品風味主要取決於麴和鹽的比例：麴的量多會使味噌較甜，顏色較淺；鹽多則發酵速度減慢，顏色變深，口感層次豐富。

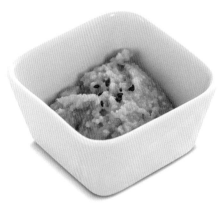

▲日本傳承中國釀造技術，調整黃豆、米、麥、米麴、鹽和水等原料的配比，創造出上百種具有不同顏色、口味的味噌。

味噌根據不同原料可分為米味噌、麥味噌、豆味噌三大類。有些味噌還會加入堅果或蔬果來提升風味。一般來說，鹽的比例若達到10％以上，味噌的口感會偏鹹，而甜味噌的鹽分較低，因此口感較甜。熟成的味噌可以用來煮湯，也

可作為醬料拌入蔬菜或豆腐中，甚至可以用來發酵蔬菜。

在釀造味噌的過程中，桶內會沉澱出一種色深且帶有香氣的液體，稱為壺底油或「味噌溜」。這種香氣主要來自於酵母菌分解糖後產生的酒精，再經過陳釀的時間，酒精與乳酸的相互作用產生酯類，進一步豐富了味噌的風味。鹽與豆的結合是天作之合，嗜鹽乳酸菌和酵母的共同作用，讓味噌釀造出獨特的美味和健康的酵素。

以下提供味噌的製作方法給大家參考。

## （3）韓式 & 台式辣醬

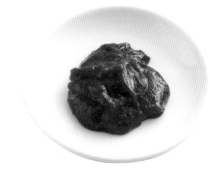

▲韓式和台式辣椒醬，色澤艷紅，濃稠又豐富，具有酸、甜、辣、鹹四味，廣受歡迎。

韓國著名的辣椒醬，色澤艷紅，濃稠又豐富的滋味也是採用傳統做法，將糯米煮熟後加入辣椒粉及鹽

水，再拌入豆麴放在陽光下曝曬約三個月，即可製作出具有酸、甜、辣、鹹四味的辣椒醬。

台式辣椒醬最簡易的做法就是把生辣椒浸漬在糙米醋之中，讓糙米醋萃取辣椒的營養與風味，大約靜置一週後再把辣椒與醋一起用果菜機攪碎，即可成為酸中帶辣的自製辣椒醬。

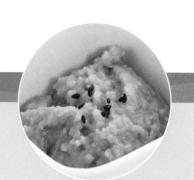

## | 綠茵健康小教室 | 味噌製作方法

**主要原料**
- 以黃豆為主原料。
- 副原料為米麴。

**製作過程**

**❶ 煮豆**
- 將黃豆煮熟。

**❷ 冷卻**
- 把煮熟的黃豆攤開放涼。

**❸ 拌麴**
- 將米麴加入煮熟的黃豆中，拌勻。

**❹ 加鹽搗碎**
- 加入鹽，並將混合物搗碎。

**❺ 揉成團狀**
- 用手將搗碎的混合物搓揉成團狀。

**❻ 排除空氣**
- 使用摔、打、丟、拍等方式，擠掉團狀混合物中的空氣。

**❼ 密封發酵**
- 將處理過的混合物放入容器內密封，進行發酵。

**發酵結果**
- 黃豆與米麴混合發酵成豆泥狀，即為味噌。
- 日本各地區根據添加的蔬菜種類或鹽比例，形成各種不同口味的味噌。

醬油

### （1）中國醬油淵遠流長

醬油與豆醬同樣源自豆類發酵，但它們的製作過程和最終產品有所不同。早在北魏時期，賈思勰的《齊民要術》一書中就介紹了豆醬的做法，而東漢時期民間已經有使用豆瓣醬的習慣。這些技術奠定了後來醬油製作的基礎。

南宋時期的《山家清供》首次記載了「醬油」一詞，但醬油在民間的大量使用，則是在元朝末年。元代食譜《易牙遺意》中已經詳細記錄了醬油的製作方法。到了明朝，《本草綱目》和《養餘月令》進一步確立了醬油的製作工藝，描述了濾去豆渣後的烏黑汁液，這正是現代醬油的雛形。

然而，中國的醬油釀造技術未能在歷史中持續發展，反而在日本得到了極大的發揚光大。

在明治時期，日本的三大醬油廠集中在千葉縣，由於該地靠海，且盛產黃豆，製作醬油所需的鹽資源也非常豐富，這使得千葉縣成為當時的醬油重要產地，並對台灣的醬油釀造技術產生了深遠影響。今天，日本稱真正的純釀造醬油為「本醬油」，它相比速釀合成的化學醬油，更加珍貴，堪稱奢侈品。

### （2）台灣醬油「出於日本，更勝日本」

台灣釀造醬油的歷史廣泛受到歡迎與應用，始於日治時代。當時，台灣家庭將醬油視為珍貴的調味品，甚至當作油來使用。與鹽相比，醬

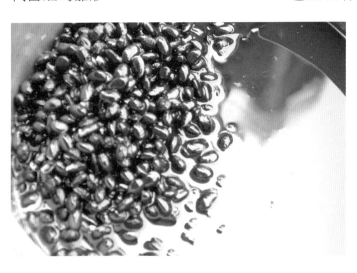

◀這種烏黑、毫無雜質的鹹味汁液，在明朝已經確定命名為醬油。

油能提供更多樣的風味，因此在烹調中具有重要地位。

## A. 純釀造醬油的製程與產地

純釀造醬油的關鍵在於三點：「利用大量鹽分抑制雜菌」、「避免好菌缺氧」以及「利用陽光曝曬升高溫度」。由於這些製程的要求，台灣最適宜釀造醬油的地點集中在雲林西螺等中台灣一帶，該地區擁有優質的水質、氣候及黑豆品質，製造出來的醬油與相關醬類製品無論在口感或調味上均屬全台最佳。其中，我最推崇的就是醬油職人黃主謀釀製的黑豆蔭油。

當時，日本官方甚至成立了株式會社來管制醬油的流通。早期市面上流通的醬油，以黑豆釀造為主，並出口至日本。現今，我們將黑豆醬油稱為「蔭油」，而以黃豆釀造的才被稱為「醬油」。

## B. 醬油的製作與發展

無論是中國、台灣還是日本，醬油都作為入菜的主要調味料。醬油特殊的鮮甜味來自胺基酸，香味則源於「酯」的作用。在日本製造醬油時，還會加入一些酒精以增添酒香。現今食用的醬油大多以黃豆與麥為主要原料，但台灣早期則多採用黑豆製作，通常以蒸煮方式將黑豆放在竹箄上，至少需七天才能培養出釀造過程所需的豆麴。穩定的氣候與乾淨的水質是製作真正好醬油的關鍵，這也使得中台灣享有「醬油之鄉」的美名。

豆麴完成後，加入鹽並放入陶缸中，仔細覆蓋後靜置約六個月（部分釀造廠約四至五個月即開缸），經歷這漫長的熟成期，台灣人的驕傲——黑豆釀造的蔭油便誕生了。

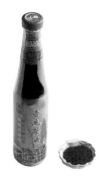

▲令日本人刮目相看的頂級滋味——台灣黑豆釀造蔭油，必須以豆麴加鹽放入陶缸中，靜置六個月才能醞釀出來。

### （3）純釀醬油的風味與功效

純天然釀造的黑豆醬油是能增進食慾又有益健康的調味料。相關營養素列表如下：

黑豆醬油營養素表

| 營養成分 | 含量 |
|---|---|
| 植物性蛋白質 | ≥40% |
| 膽固醇 | 0% |
| 不飽和脂肪酸 | ≥50%（以總脂肪酸計） |
| 丙胺酸 | 1-3%（以氨基酸總量計） |
| 麩胺酸 | 5-10%（以氨基酸總量計） |
| 精胺酸 | 1-3%（以氨基酸總量計） |
| 亞麻油酸 | 10-15%（以總脂肪酸計） |
| 卵磷脂 | 3-5%（以總脂肪酸計） |
| 維生素 E | 0.5-1.5 mg/100g |
| 類黃酮 | 50-100 mg/100g |
| 胺基酸液 | 含有（具活性物質） |
| 穩定鹽分 | 12-15%（以重量計） |

A. 醬油純釀，胺基酸含量高，好處多多

從上表就可以發現，黑豆的植物性蛋白質含量高達 40％以上又不含膽固醇，其中豐富的油脂也是以不飽和的脂肪酸為主，包括丙胺酸、麩胺酸、精胺酸、亞麻油酸與卵磷脂。還有豐富的抗氧化的維生素 E 與類黃酮。經由微生物完整發酵，

長時間日曬釀造，黑豆與海鹽構成的環境，微生物代謝後熟成的醬油，是充滿活性物質的胺基酸液，對人體沒有刺激性，進入身體是充滿小分子的營養素，穩定的鹽分能幫助胃腸消化，幫助腎臟。

純釀的黑豆醬油利用微生物分解蛋白質成胺基酸；碳水化合物會被分解成乳酸與有機酸，酵母會分解出乙醇與微量風味物質，融合了香鹹微酸與鮮香，沒有異味。這樣的醬油不會傷害胃腸，能幫助胃消化，沒有添加物的產生毒素，不會增加肝臟負擔。適量的鹽分有效幫助腎臟代謝。

B. 化學釀造醬油的健康風險

純釀造醬油必須全程純釀，不能釀一半，再添加化合物，例如：酒精、冰醋酸、化學鹽、甘味劑與防腐劑。以工業方式大量生產的半化學釀造醬油充斥市面，甚至更劣質的化學醬油被外食人們在不知不覺中吃進身體。何以會不知不覺？

因為醬油中可揮發成分對醬油的風味形成是非常重要的，當研究單位找出風味物質組成成分時，就有相對應的化學添加物，可以加入

使用。再以人工甘味劑、色素，各種添加物調到幾可亂真，因此味蕾就被蒙蔽了。醬油若使用以鹽酸水解胺基酸來生產，易生成致癌物，這也成了醬油被批評的原因。

鹽分是人體必須，但是化學結合之鹽對人體刺激並且有害，卻也因此讓醬油同蒙汙名。醬油一定會含鹽，含量過低會腐敗。避免腐敗就會添加防腐劑，長期食用防腐劑，毒素將囤積在體內，傷害巨大不可輕忽。

## C. 小結：純釀的恩典之物

食物不僅滿足口腹之欲與營養需求，若能同時達到養生保健的功能，則堪稱恩典之物。我認為，純釀的優質醬油、醋與梅子都是上天賜予人類的恩典之物。選擇好醋對健康有益；同樣地，選擇好醬油也能護肝、清血、保腎。

關於釀造醬油除了接下來分享手釀黑豆醬油的釀造法之外，後文還會繼續介紹醬油職人黃主謀的「蔭油人生」給大家。

### | 綠茵健康小教室 | 手釀黑豆醬油釀造法

#### 步驟 1
**蒸煮黑豆**
- 將黑豆放入滾筒式蒸煮罐中煮熟。（圖1）
- 煮熟後將黑豆取出，倒在竹簍上攤涼，等待溫度降至約 40℃。（圖2）

#### 步驟 2
**拌入麴菌**
- 當黑豆溫度降至 40℃ 時，將麴菌均勻拌入黑豆中。
- 拌菌時，不斷翻動黑豆，確保麴菌均勻分布在每一顆豆子上。（圖3）

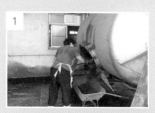

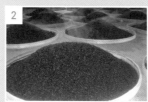

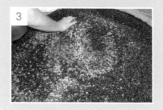

**步驟 3**

**層層疊放竹簍**

- 拌好麴菌的黑豆，將竹簍層層疊起來，形成多層堆疊。（圖4）
- 用麻布袋將竹簍圍起來，進行保溫。

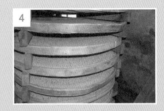

**步驟 4**

**發酵**

- 保持環境溫度在 35℃ 左右，等待發酵過程開始。菌絲需要此溫度順利進入豆子內部。
- 發酵期間，需注意溫度不可超過 45℃，防止霉菌變白，影響風味。
- 發酵時間約為 7 天，當黑豆顏色由黑褐轉為黃綠色，並且菌霉長滿豆子時，即表示發酵完成。（圖5、圖6）

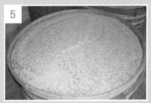

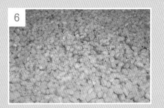

**步驟 5**

**清洗與鹽水醃製**

- 發酵完成後，將豆子表面的霉洗掉。（圖7）
- 用天然鹽與水拌勻後加入黑豆，然後將黑豆全部放入陶缸中，蓋好放在戶外曝曬。（圖8）

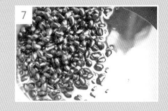

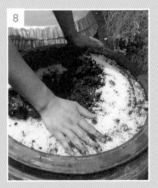

## 步驟 6
### 曝曬與壓榨

- 曝曬時間為 180 天，曝曬期間因為高鹽環境，除了嗜鹽菌外，其他菌種都無法生存。（圖 9）

- 曝曬後，將豆子進行壓榨，榨出豆汁。這些豆汁會比較鹹，但具有濃郁的豆香。（圖 10）

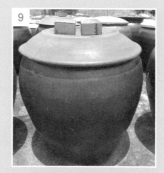

## 步驟 7
### 煮醬油

- 將壓榨出的豆汁加入適量的水進行熬煮，煮成醬油。（圖 11）

- 煮的過程中，如果起泡過多，可能是因為蛋白質變性不完整，需注意這點。

- 需確保醬油濃度夠高，鹽分控制在 14% 至 15% 之間，以避免醋酸發酵與雜菌感染，這樣醬油就不需要冷藏保存。

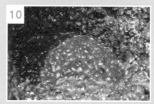

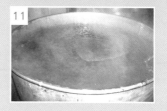

## 步驟 8
### 裝瓶保存

- 煮好的醬油應裝入玻璃瓶中，這樣可以保持醬油的穩定性。

**注意事項：**●**溫度控制**：發酵過程中需特別注意環境溫度的控制，過高的溫度會影響菌絲的生長及最終醬油的風味。●**竹簍使用**：使用竹簍可以快速散熱且不會有死角，有助於控制發酵時的溫度與麴菌的均勻分布。●**高鹽環境**：醬油曝曬的高鹽環境能有效防止其他菌種的生長，只讓嗜鹽菌參與發酵，確保醬油的品質。●**不加消泡劑**：在熬煮醬油的過程中，儘管起泡過多也不添加消泡劑，以保證醬油的純天然品質。

這些步驟確保了手釀黑豆醬油的傳統風味和高品質，經過這樣細緻的釀造過程，醬油最終呈現出濃郁的豆香和適宜的鹹度。

## 臭豆腐與豆腐乳

風味特殊的發酵臭豆腐(中國稱「毛豆腐」),是用蔬菜來引菌發酵,將豆腐與生高麗菜一起泡在水裡,高麗菜水解發酵豆腐過程會產生一些類似腐敗的氣味,因此稱「臭豆腐」。細菌也同時分解著豆腐的蛋白質,豆腐也會產生氣孔,蒸煮炸之後會特別的口感風味。大陸的毛豆腐也是透過微生物發酵長出孢子,看似長出毛,有些菌種甚至會讓白色的豆腐變成黑色。

豆腐乳在明清時期傳入台灣。

隨著移民潮,閩南、廣東等地的移民將豆腐乳的製作技術帶入台灣。由於台灣氣候濕熱,非常適合發酵食品的製作,因此豆腐乳迅速在台灣各地普及,成為國民好食之一。同時,以下將豆腐乳釀製法分享在「綠茵健康小教室」中,給大家參考。

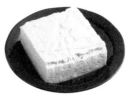

▲臭豆腐因為細菌分解豆腐的蛋白質,產生氣孔,所以蒸、煮、炸之後會具有特別的口感風味。

---

### | 綠茵健康小教室 | 豆腐乳釀製法

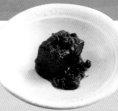

**做法**

❶ **準備豆腐**
· 將豆腐蒸熟。

❷ **初步處理**
· 將蒸熟的豆腐放在陽光下曝曬,等待豆腐表面收乾。

❸ **放置容器**
· 在容器中依序放置:一層豆腐、一層豆瓣醬。
· 適量加入糖或醬鳳梨。

❹ **後發酵**
· 放置容器進行後發酵,等待豆腐乳化。
· 大約 6 ~ 8 個月後,豆腐乳即製成。

▲發酵過的豆腐乳風味特別不同,對老人家來說,不僅常常吃,還具有某些健康養生功效。

**注意事項**:後發酵階段非常重要,避免在放入玻璃瓶時添加酒精,否則酒精會壓制好菌,造成豆腐後發酵不足。

## 魚露、蝦醬、一夜干

### （1）魚露：古老調味的鮮味之源

魚露是亞洲多個國家特有的發酵調味品，其歷史可以追溯到古代文明。這種調味料的製作過程涉及魚類的發酵，釋放出豐富的胺基酸，賦予食物獨特的鮮味和香氣。即使在今天，魚露仍然是許多亞洲國家料理中的重要成分，廣泛應用於各種菜餚中。以下將介紹魚露的歷史背景、製作工藝和品質評估。

在古希臘和古羅馬文明中，有一種稱為「Garum」的調味料，類似於現代的魚露。考古學家在地中海沿岸發掘出西元前七世紀的醃製魚類加工廠，發現了大量使用雙耳長平頸瓶裝的「Garum」。這種鹹魚醬油的紀錄可追溯至拜占庭帝國，並且被認為是世界上最古老的鮮味調味料之一。

東南亞國家普遍使用的魚露，主要通過濕類發酵法製成。新鮮魚類與品質優良的海鹽結合後，通過發酵過程，魚肉中的酶分解蛋白質形成胺基酸，最終產生濃烈的芳香風味物質，這些風味物質溶解在滲出的魚醃汁中，形成了魚露。高品質的魚露味道鮮美且不過鹹，保留了豐富的胺基酸，是菜餚提味的絕佳選擇。

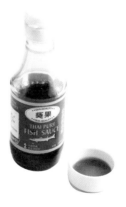

▲魚露的製作過程涉及魚類的發酵，釋放出豐富的胺基酸，賦予食物獨特的鮮味和香氣。

從發酵到釀造醋，找尋養生方法

第1部

釀造醋是天賜好物

第2部

健康原點：台灣釀造優醋

第3部

醋進健康生活的54種選擇

第4部

從釀造醋到清、調、養健康法

第5部

### （2）蝦醬：微生物之力釀造的風味精華

蝦醬在東南亞及其他亞洲國家廣受喜愛，這種發酵調味品以其濃郁的風味著稱。製作蝦醬的過程涉及將蝦類與鹽混合，經過長時間的發酵形成一種獨特的調味料。蝦醬不僅增加了食物的鮮味，還賦予料理一種特別的鹹香，是東南亞菜系中不可或缺的成分。與魚露不同的是，蝦醬的味道偏鹹，但同樣保留了豐富的胺基酸。

馬來西亞當地居民自製的魚蝦醬通常比超市購買的更香，這是因為發酵過程中微生物的作用能產生特殊的香味，而使用新鮮原料和傳統製作方法是關鍵。蝦醬在許多東南亞國家的料理中扮演著重要角色，為菜餚增添了無法替代的風味。

以下分享蝦醬的製作方法。

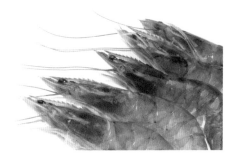

▲蝦子或魚做成的蝦醬不僅增加了食物的鮮味，還賦予料理一種特別的鹹香，是東南亞菜系中不可或缺的成分。

#### │綠茵健康小教室│ 蝦醬釀製法

**做法**

**❶選材**
・選用新鮮的小魚或小蝦作為主要材料。

**❷混合**
・將魚或小蝦與鹽混合，比例通常為 1:5，即每 1 分魚或蝦配 5 分鹽。

**❸發酵**
・將混合好的魚或蝦和鹽密封在容器中。
・放置在陰涼處，經過數週至數月的發酵過程。

**❹陳釀**
・在發酵過程中，魚或蝦會逐漸分解。
・發酵完成後，會形成具有濃郁風味的醬料。

**❺完成**
・檢查醬料的狀態和風味，即可使用蝦醬作為調味料。

（3）一夜干：天然曬乾的美味保存術

　　一夜干是一種經典的魚類保存方法，廣泛應用於東亞及東南亞地區。這種製法通過鹽漬和日曬，使魚類脫水乾燥，從而延長保存期限，並賦予魚肉獨特的鹹香風味。一夜干因其簡單的製作過程和自然的風味，在各地的餐桌上依然廣受歡迎。以下將介紹一夜干的製作工藝和風味特點。

　　一夜干屬於乾式發酵法，是通過將魚類清除內臟後塗抹鹽分，然後在陽光下曝曬脫水風乾製成的。這種方法能夠有效保存魚類，並賦予其特殊的鹹香風味。在台灣，飛魚季節來臨時，當地原住民會將飛魚鹽漬後放在月桃葉上火薰烤乾，這樣製成的煙燻魚乾既易於保存，味道也非常獨特。

　　日本的一夜干則會加入發芽米和米麴，以加速低鹽條件下的發酵，增添魚肉的風味。在台灣和其他亞熱帶地區，一夜干等魚類醃製品經常利用海風和陽光的自然力量加工。這些傳統的製作方法不僅保留了魚類的鮮味，還反映了當地居民對於保存和提升食物風味的智慧。

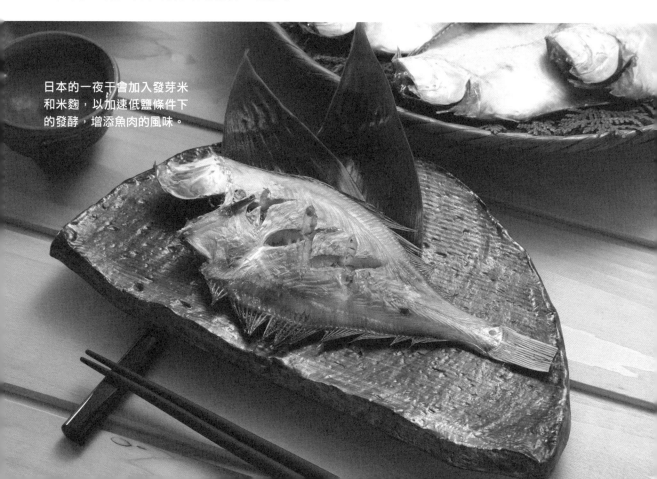

日本的一夜干會加入發芽米和米麴，以加速低鹽條件下的發酵，增添魚肉的風味。

## 優格、起司

### （1）優格：美味健康的優質蛋白質 & 脂肪

牛奶或羊奶等動物乳品是優質的蛋白質和脂肪來源。當這些乳汁經過發酵後，就成為我們熟悉的優格（酸奶）或優酪乳。傳統的優格製作方法是將乳汁密封在容器中，讓乳酸菌發酵。發酵過程中，乳酸菌會產生乳酸，這種乳酸能有效抑制其他腐敗菌的生長，從而促進腸道健康並有助於消化。

如今，乳酸菌的獲取非常容易，在家自製優格變得十分便捷。以下將兩種方法分享給大家。

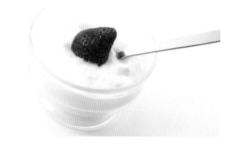

▲在家自製優格只需將乳酸菌粉加入乳汁，保持溫度在 28℃ 以上，約 24 小時就可以完成。

---

### 綠茵健康小教室｜優格自製法 1&2

**做法 1**
**使用乳酸菌粉：**
**❶準備乳汁**
· 將乳酸菌粉加入乳汁中。
**❷控制溫度**
· 保持乳汁溫度在 28℃ 以上。
**❸發酵**
· 讓乳汁在這個溫度下發酵約 24 小時，直到乳汁凝固成起司。

**做法 2**
**使用已發酵的菌體：**
**❶準備材料**
· 取已發酵的菌體。
**❷混合**
· 將已發酵的菌體直接放入乳品中。
**❸儲存**
· 將混合後的乳品放入玻璃罐中，罐口蓋上乾淨且無酒精味的紗布。
**❹冷藏**
· 將罐子放入冰箱冷藏庫內。
**❺發酵**
· 約一週後，乳品會凝固成起司（半固體狀的優格）。
**❻後續使用**
· 可取出菌種用於製作下一杯起司，完成的起司會帶有淡淡的乳香和微酸的口感。

## （2）起司：永不褪色的新時代味覺記憶

起司（或稱「乳酪」）則是通過黴菌發酵乳品而製成的。不同種類的黴菌會賦予起司不同的色澤、乾濕度與風味。起司的製作過程相對複雜，而且對天候的穩定性要求較高。因此，歐洲，特別是南歐地區的陽光充足，出產的優質起司如法國的藍黴起司和義大利的帕梅森乾起司都享有盛譽。

然而，現代畜牧業的大規模集約飼養方式存在環境問題，如牛食用人工飼料並被強迫長期泌乳，這會導致大量碳排放和水資源的消耗，對地球環境不利，並可能引發病毒和細菌的變異。因此，不建議大量食用發酵乳製品，但適量作為調味品使用仍可。若能取得自然放牧飼養的動物乳汁，可以嘗試自製優酪乳或起司，這不僅能重溫家鄉的味道，也可能創造出屬於這個時代的新味覺記憶。

以下分享自製起司的方法。

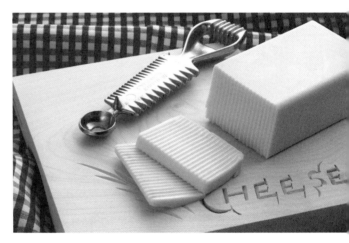

▲純天然的牛乳或羊乳未經高溫滅菌，其乳脂肪會因比重不同而沉澱分離，經自然發酵後可轉變成起司。

---

### │綠茵健康小教室│起司自製法

**做法**

**❶乳品選擇**

· 純天然的牛乳或羊乳未經高溫滅菌，其乳脂肪會因比重不同而沉澱分離，經自然發酵後可轉變成起司。

· 一般市售的鮮乳多經過高溫瞬間滅菌，這樣的鮮乳無法用來自製起司。

**❷簡單自製起司的方法**

· 將純釀糙米醋倒入生牛乳或羊乳中，讓其凝結。

· 用紗布將凝結的乳品吊掛，進行自然風乾發酵即可。

**特別介紹** 釀造達人❶

## 台灣黑金蘿蔔職人劉美霞

醃漬蘿蔔乾可說是台灣精神勤儉惜物的代表。老一輩的台灣人是為了在農作物盛產豐收時將之保存下來作為食物。釀漬蔬果其中的奧妙與樂趣是必須親自動手做才能體會，不僅能感受到成就感，還能品嚐時間的味道。優質的釀造物還能傳家，讓子子孫孫品嘗到時間的味道之餘，更能感念家中長輩留存的好滋味。

劉美霞（我都叫她「美霞姊」），就是這樣要把好滋味留下的人。

### （1）劉美霞的轉變與釀造之路

美霞姊原是晨捷裝訂廠的老闆，天生熱情、工作積極。她訓練了許多身障孩子在她的工廠任職。1996年，她發現自己罹患糖尿病，整個生活觀徹底改變，於是開始投入自然生機飲食與烹調。她從小就喜愛各種蔬菜醃漬物，並對當代對醃漬物的污名提出批評，指出市售的罐頭醃漬物並未經過真正的好菌發酵，而是化工合成的加工食品。

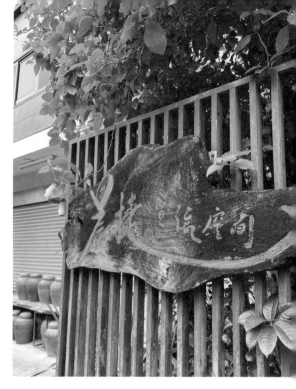

▲「晨捷生活空間」就是代表著，美霞姊從晨捷裝訂廠蛻變而來的新健康生活的概念。

不論是白蘿蔔、紅辣椒、豆腐或其他蔬菜，只要經過真正的好菌發酵，不僅有益健康，還能成為良藥。美霞姊在談論釀製白蘿蔔、釀豆腐乳、發酵辣椒、炒花生，甚至是烹調食物時，總是展現出她對食材的敏銳洞察與對細節的堅持。她積累的經驗已轉化為一種生活方式。

### （2）徹底享受釀造的哲學與生活禪

這些經驗轉化為她的生活哲學，讓她開始享受完全釀造的樂趣，並將其視為一種生活禪。她說：「釀造對我來說是一種生活禪意，我是透過感受季節的變化來體會食材的不同。」因為身體狀況不佳，她對

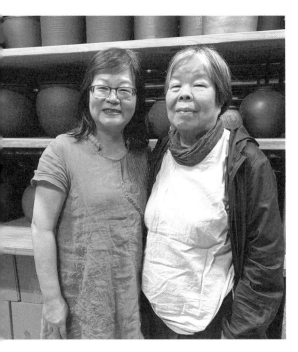

▲我去拜訪美霞姊時兩人的合照。只要談到釀漬時總散發著她對食材的敏銳與細節的堅持，她積累的經驗轉化成一種生活方式。

入口的食物格外謹慎，自然食材成為她的良藥。

她指出，土、水、火的交織成就了許多食物。土壤孕育的食材有節氣，例如，入秋後不宜吃絲瓜和空心菜。水與火改變食材，烹煮時，掌握食材的熟化點至關重要。大火與小火的烹調、以及大量炒與小量炒的效果各不相同。例如，鹽炒生花生時，剝殼洗淨的花生仁帶有水分，與鹽混合入鍋炒至熟化點剛好即可停火，這樣炒出的花生不僅好吃，也不會燥熱。發酵過程中看不見的好菌，能轉化食物，幫助身體消化、代謝，平衡體內的寒濕熱。

美霞姊還特別喜愛辣味，但她一吃番茄或白菜就肚子痛，於是她自製了大量發酵生辣椒，並調水飲用，以排除濕氣和痰，如此一來，反而能夠健胃整腸、調整體質。而這些東西同時透過醃漬、發酵後，才有了現在的「黑金蘿蔔乾」的出現。

她強調，若不明白發酵的重要性，比如在製作豆腐乳時會錯誤地大量加酒封瓶，這樣會完全抑制豆腐的後續發酵；另外，再比如味噌也是需要長時間發酵的釀造物，絕對不是簡單地將黃豆煮熟、絞碎、拌鹽、加菌即可，而是要靠菌慢慢分解、綿化黃豆，才能產生特有的香氣與風味物質。

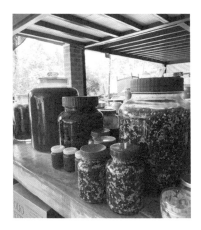

▲自製的大量發酵生辣椒，全部都用特大透明缸裝起來，要吃的時候再調水飲用，以排除濕氣和痰，達到改變體質的目的。

### （3）恆春黑金蘿蔔乾的釀造旅程

二十多年前，美霞姊就與恆春的農民建立契作關係，訂購白蘿蔔。在收成的季節，白蘿蔔從恆春運至台北，她便開始大規模地洗曬、釀漬蘿蔔乾。熟成後的蘿蔔乾，她會當作禮品送給印刷裝訂廠的客戶與親友。隨著時間推移，她發現農作物長途運輸不僅耗損嚴重，而且願意賣白蘿蔔給她的農民愈來愈多。

為了幫助農民，她盡力收購，但由於台北的氣候和場地限制，她決定南下恆春，購買一塊土地專門用來洗曬白蘿蔔，並用訂製的大型陶缸來釀漬。隨著收購量達到十萬斤，這一行動直接帶動了恆春的農業發展，使白蘿蔔成為新興的經濟型農作物。

由於她對釀製過程的高標準要求，每當產季到來，她總是親自帶隊南下恆春，指導農民按照適當的工作節奏依序採收，以確保白蘿蔔的品質。

白蘿蔔的含水量和風味會隨著當年的氣候和風土條件而有所不同，而恆春特有的落山風和充足的陽光，讓當地的白蘿蔔皮薄汁多。傳統上，人們認為只要將新鮮的蘿蔔曬乾就是蘿蔔乾，但往往忽視了含水量極高的白蘿蔔在脫水過程中的變化。

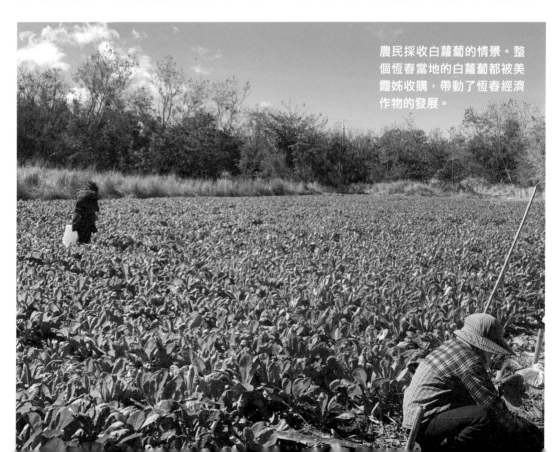

農民採收白蘿蔔的情景。整個恆春當地的白蘿蔔都被美霞姊收購，帶動了恆春經濟作物的發展。

若過於迅速地脫水，蘿蔔會變得發硬變柴。然而，恆春的落山風和陽光能使白蘿蔔的水分逐步轉換，讓熟成的蘿蔔乾吃起來特別爽口、回甘。

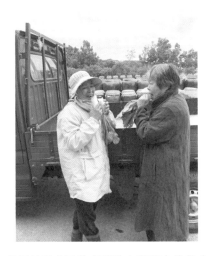

▲ 美霞姊跟農民將現採的白蘿蔔直接就吃了起來，鮮甜多汁，可見品質有多麼地好。唯有如此，才能釀造出地地道道的「黑金蘿蔔乾」。

除了對原料的講究外，她對釀漬容器也十分講究。

她特地訂購各種尺寸的手工陶器來釀製白蘿蔔，不僅支持手工製作大甕的老工藝師與年輕藝術家，也藉此以不同的陶器來記錄蘿蔔的變化。她說，陳釀蘿蔔乾的過程中，隨時都能取出來品嚐，但每一年開缸都有新的期待，因為每一年的味道都不盡相同。

經過三年風土環境的淬鍊，蘿蔔的水分與鹽分在陶器中持續融合轉換，最終造就出不柴、不硬、不過鹹且保有口感的蘿蔔乾。如果繼續陳釀下去，蘿蔔乾的顏色會逐漸加深，變成珍貴的「黑金蘿蔔乾」。經過二十多年的積累，她已擁有各個年份的黑金蘿蔔乾，堪稱真正的蘿蔔乾大富翁！

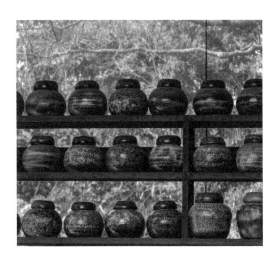

▲ 特地訂購各種尺寸的手工陶器來釀製白蘿蔔，不僅支持手工製作大甕的老工藝師與年輕藝術家，也藉此以不同的陶器來記錄蘿蔔的變化。

## （4）黑金蘿蔔乾的奧秘

白蘿蔔經過脫水發酵後，進入後發酵階段的陳釀。隨著時間的延長，顏色愈發深沉。我對比較蘿蔔乾口感和風味的差異非常感興趣，因此在過去二十多年裡，我也收藏

了各種私釀的蘿蔔乾，美霞姊釀漬的蘿蔔乾自然名列其中。

我發現她的蘿蔔乾格外優異，因此特別想推薦她的老蘿蔔乾。她的五年陳釀蘿蔔乾可以直接切片食用，口感不柴、不硬、不過鹹、不軟爛，含在口中，蘿蔔的甘醇味道久久不散，既能清肺熱、助排痰，又能健脾胃、排毒素。我真心覺得她將白蘿蔔轉化成了「人蔘」。

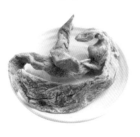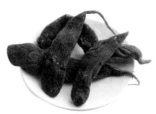

▼白蘿蔔陳釀愈久顏色會愈發深沉。左圖是陳釀不久的，顏色比較白皙，還附著有鹽粒；右圖則是陳釀三年以上的，已經開始有「黑金蘿蔔乾」的樣子了。

不柴、不硬、不死鹹、不軟爛這四個境界，對於我這個熱衷於研究釀造物的愛好者來說，簡直是天作之合。我迫不及待地想了解其中的奧秘。她熱情地分享了一如她在屏東恆春與當地農民和家庭主婦們討論釀造方法時的風采。

她解釋道，鹽除了幫助白蘿蔔

脫水，還能軟化纖維。若鹽量過多，白蘿蔔會脫水過快，纖維來不及軟化就會變硬；而鹽量不足，則會導致白蘿蔔腐敗。這是因為新鮮白蘿蔔含水量高達90%，若脫水不順，極易腐敗。她強調，最理想的比例是8%至10%的粗鹽，經重壓後再進行日曬。一般作法以無氧儲藏為主，亦即是將白蘿蔔壓實後儲存在玻璃罐中。

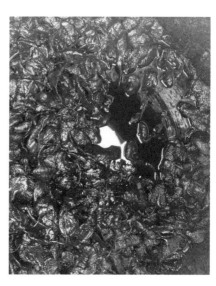

▲若鹽量過多，白蘿蔔會脫水過快，纖維來不及軟化就會變硬；而鹽量不足，則會導致白蘿蔔腐敗。圖為正在脫水過程中的蘿蔔乾。

然而，美霞姊選擇用大型陶缸儲藏，因為陶缸本身有氣孔，能讓後發酵過程中加入適量的氧氣，再加上恆春的空氣中夾雜著海洋的水

78

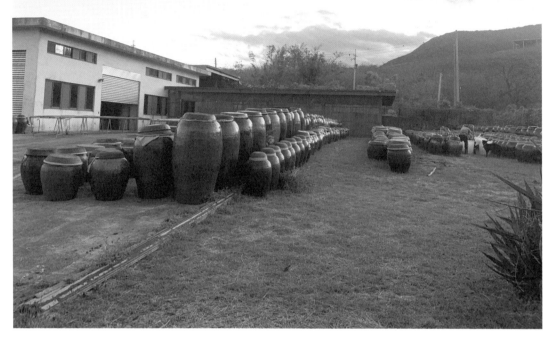

用大型陶缸儲藏，加上日夜溫差大，白蘿蔔得以在這種豐沛細緻的水氣環繞下孕育出獨特的風味。

氣，日夜溫差大，白蘿蔔得以在這種豐沛細緻的水氣環繞下孕育出獨特的風味。這是她多年來在恆春工作和生活中所體會到的智慧。

因為，恆春為處熱帶，更靠近海洋，空氣中總是帶著一絲絲海風的氣息，加上當地的沙土特性，不僅僅製作蘿蔔受惠，更讓洋蔥與港口茶等其他作物都散發出獨特的味道與風味。

醸漬白蘿蔔的過程中，白天炙熱的陽光使白蘿蔔萎凋脫水，夜晚則收進室內，在溫差與空氣中的水氣作用下，白蘿蔔得以恢復水分（回水）。經過數日反覆的處理，白蘿蔔被收進大陶缸，開始漫長的有氧後發酵。隨著時間推移，蘿蔔的顏色逐漸加深，直到表面的粗鹽結晶成為閃亮的鹽霜。最後，經過時間與勞動力的投入，白蘿蔔最終才能被被淬鍊成「黑金蘿蔔乾」。

▼白天炙熱的陽光使白蘿蔔萎凋脫水，夜晚則收進室內，在溫差與空氣中的水氣作用下，白蘿蔔得以恢復水分，這稱為「回水」，是釀漬過程中重要的一環。

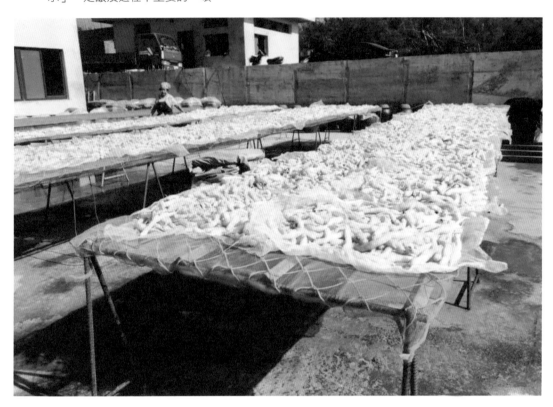

此外，還有一個有趣的插曲，標示著美霞姊對這個產業的貢獻。話說過去，恆春的農家常誤以為蘿蔔乾變黑是壞掉了，直到後來在美霞的講座中，他們才重新認識到老蘿蔔乾的藥用價值，絕對是蘿蔔乾界中貨真價實的「黑色黃金」。

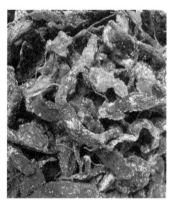

▲隨著時間推移，蘿蔔的顏色逐漸加深，直到表面的粗鹽結晶成為閃亮的鹽霜。最後，白蘿蔔最終才能被被淬鍊成「黑金蘿蔔乾」。

## 台灣黑豆醬油職人黃主謀

　　我的純釀黑豆醬油釀造老師黃主謀先生，大家都稱他為「主謀伯」。他是一位傳統而內斂的長者，話雖不多，但一提到醬油，便能滔滔不絕。他以釀造優質黑豆醬油為志業，堅持傳統釀造方法數十年，完全不使用新式速釀法。

　　他的生命經歷見證了台灣醬油發展的歷史，他的徒弟們如今大多在工業大廠擔任重要職位，但主謀伯仍堅持傳統工藝。

　　本文就是跟大家介紹這一位擇善固執的釀造醬油職人——黃主謀，主謀伯。

### （1）初次接觸黃主謀的黑豆醬油

　　話說因著我對釀造有著濃厚的興趣，特別是在與釀造人交流和學習的良好過程中，更加深了我對這門技藝的熱愛。我第一次接觸到主謀伯的醬油，是經由朋友介紹。打開瓶子後，濃郁的黑豆香氣撲鼻而來，細緻的口感令人難以忘懷。這讓我對這位釀造達人產生了強烈的拜訪願望。

　　在朋友的引薦下，主謀伯堅持來我家，位於日月潭旁的家中見面。他的兒子開車陪他來訪。我見到一位樸素的長者，臉上帶著堅毅與自信，儘管他年事已高，對於釀造黑豆醬油依然充滿熱情與信念。我們交談中，他詳細地介紹了台灣醬油業的變遷，並敲定了我前往雲林土庫他的釀造基地參觀的行程。

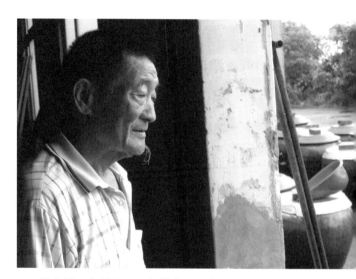

▲黃主謀，主謀伯，一位樸素的長者，臉上帶著堅毅與自信，一輩子對於釀造黑豆醬油充滿熱情與信念。

　　在基地，我見證了他和他的家人如何堅持用傳統工藝釀造醬油。當黑豆蒸熟後放在竹簍上攤涼，他們精心控制溫度，確保發酵過程的順利完成。從豆子煮熟到拌麴，再到發酵和壓榨，每一步都凝聚著主謀伯和他家人的心血。

關於釀造醬油的步驟和注意事項，已經在上文分享，這裡就不贅述，我們就介紹一家三代如何秉持良心，堅持釀造出好品質的黑豆醬油。

### （2）黃主謀的釀造醬油之路

1945年，主謀伯的父親黃阿堅先生在雲林土庫開設醬園，主要生產蔭瓜與豆鼓，銷售全台。他希望孩子能繼承家業，於是讓主謀伯去嘉義高農讀農產製造科（國立嘉義大學的前身）。自此，主謀伯踏上了釀造之途，並且一生從事釀造工作。

1959年，主謀伯畢業於省立嘉義高農的農產製造科，畢業後立即回家幫忙。服完兵役後，他的父親要求他成立食品工廠，專注於醬油生產。當時，醬油製作尚未使用純培養的菌種，普遍香氣與口感不佳。1961年，主謀伯肩負起改良生產技術的重任，特別是不准添加糖精或過量的防腐劑，這在當時的技術條件下，極具挑戰性。

所幸，農復會針對製麴與酸分解技術舉辦一期三個月的研習課程，主謀伯去參加研習，他回憶起當時每天在工作現場學習，很辛苦，但是也讓他發現在學校學習的知識與實務工作的差異。就這樣，他一方面研究如何提高醬油的品質，讓人們吃了醬油以後，不會傷胃，不會嘔酸脹氣。另一方面努力提昇手工釀造的技術與設備。

如此一來，主謀伯從18歲的青春少年投入純天然釀造醬油的工作，一釀就是一甲子。

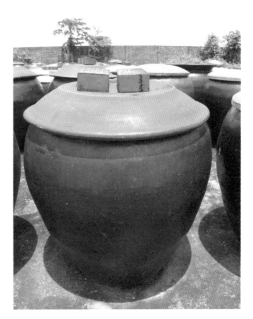

▲主謀伯18歲就投入純天然釀造醬油的工作，研究提高醬油品質和手工釀造的技術與設備。圖為釀造醬油程序不可少的室外曝曬180天的大陶缸。

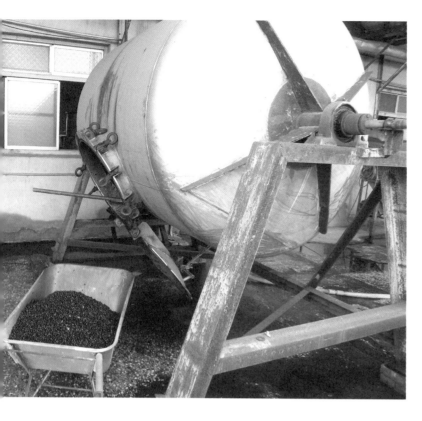

◀圖為「滾筒式蒸煮法」的大滾筒,利用蒸氣加壓蒸熟黑豆,讓黑豆蒸煮受熱平均,避免了傳統水煮法中加鹼的做法。

## (3)技術與設備的突破

1969年,台灣政府為了提高醬油的生產品質,經濟部訂定國家標準。主謀伯釀造的醬油在第一批送檢驗中便通過國家標準,而他的釀造廠成為第一家通過政府部門核準的甲級醬油工廠。當時經濟部的檢驗小組中,一位孫科長稱讚他:「終於看到台灣有這樣高水準的甲級醬油工廠。」

主謀伯感念中興大學蔡培鑫老師在1970年代對台灣中南部醬油釀造的貢獻。主謀伯始終執著於釀造技術的提升,從蒸煮黑豆、製豆麴溫度的控制,到發酵過程的監控,

他投入大量心力研發技術,以提高醬油品質。為了解決黑豆蒸煮不均的問題,他研發出滾筒式蒸煮罐,利用蒸氣加壓蒸熟黑豆,避免了傳統水煮法中加鹼的做法。這項技術革新,對當時的釀造業者貢獻良多。

後來他擔任醬油公會理事長的八年任內,最執著的就是技術的提升。他總是不斷將研究結果分享給同業,讓大家突破技術的瓶頸。1985年,他帶領雲林縣醬油公會會員到日本福崗縣醬油公會進行技術交流,主謀伯在發表的演講讓日本人發現,台灣的純黑豆醬油的釀造技術獨步全球。他以研發新技術與

設備，並與他人分享為榮耀，令人看見他的胸懷與毅力。

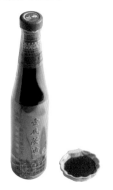

▲早在 1969 年，主謀伯的釀造廠就已經成為第一家通過政府部門核準的甲級醬油工廠。圖為黃主謀家釀製出來的黑豆醬油。

### （4）家族傳承與醬油工藝

主謀伯一生簡樸，克己奉公，並且栽培了兩個兒子。大兒子是一名化學博士，小兒子黃俊龍則是化工碩士。儘管兒子們擁有優秀的學歷和職業前景，主謀伯依然要求小兒子返鄉繼承家業，延續釀造醬油的傳統。

他細數台灣幾個釀造家族的幾代成員，很感慨的說：「古早人都講『做醬間出好子孫！』」此話語的意涵是指，從事釀造的人因為努力生產好食物給人們享用，積聚善德，神必保祐釀造人的後代子孫。我看著主謀伯簡樸的起居環境，想到他兩個傑出優秀又孝順的兒子，

我想他的堅持真的出了好子孫，讓他的小兒子黃俊龍承繼了父親的堅持，繼續投入釀造好醬油。

黃俊龍說，他的父親為人隨和寬厚，但一提到醬油便會變得嚴肅，可以連續幾個小時不斷講述醬油相關的事情。他回憶起父親經常半夜不睡覺守著發酵中的豆麴，觀察它的變化。俊龍還說：「我父親一生除了追求釀造技術的提升，還很感慨過去的年代，生產醬油大家都談技術！技術！怎麼現在都談獲利！獲利！這一點讓他很難接受。」

這段話顯示，主謀伯不只對於技術無比執著，令他成為台灣黑豆醬油界的翹楚；更顯示他認為「釀

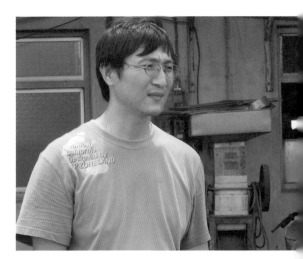

▲圖為主謀伯的小兒子黃俊龍。從黃阿堅到黃主謀，再到黃俊龍，一家三代都堅持「良心釀造」，無愧於「蔭油世家」的稱號。

造優質醬油是一項良心事業,生產者必須了解醬油中的每一種成分,以及醬油的發酵過程。」

### (5) 釀造醬油——黃主謀的良心事業

主謀伯認為,釀造醬油是一項道德良心事業,品質是消費者的最大利益。他強調,豆汁中的胺基酸能幫助身體活化,好的醬油應該是涼順不刺激的,並且不能讓消費者因為使用不良添加物而受到傷害。

他提到 1978 年,有一位林醫師曾利用他的黑豆醬油當作輔助病患物理治療的飲食卓有成效,這讓主謀伯更堅信醬油的品質對健康的重要性。

原來是有一位病患罹患高血壓,人已經非常虛弱,他的家人用擔架送他到林醫師那裡接受診療,林醫師認定病患是常長期缺鹽與油,因此建議家屬先讓病患回家吃黑豆蔭油滷豬腳,補充元氣。沒想到兩天這位病患竟然就能自己走來接受診療了。這位林醫師就指出,許多高血壓的病友一直擔心吃太多鹽與油,乾脆不吃,長期缺乏反而不平衡,而沒有注意到鹽分是人體必須的礦物質。因此,當身體很虛弱的時候,檢視飲食環節是否出問題,和去就診一樣重要。

最後,主謀伯還強調,真正的好醬油應該具備以下四個特徵,而不能僅僅以是否具有綿密泡沫來做為辨別醬油的好壞:

1. 煮後有豆麴味。

2. 煮後不會變鹹。

3. 食用後不會口渴,是清涼的甘味。

4. 具有柔和、濃郁的沉香味。

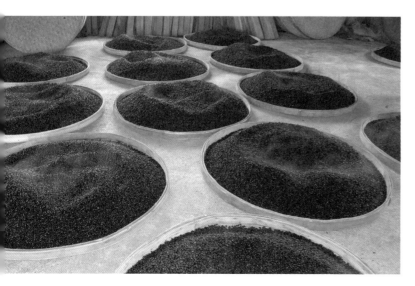

◀黑豆煮熟後倒在竹簍上攤涼,是釀造醬油中重要的一個步驟,不只有醇厚的豆麴味,豆汁也不死鹹,所含的胺基酸還能幫助身體活化,才是真正的好醬油。

# 第2部
# 釀造醋是天賜好物

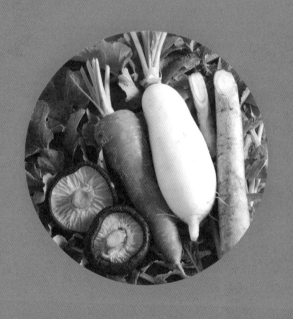

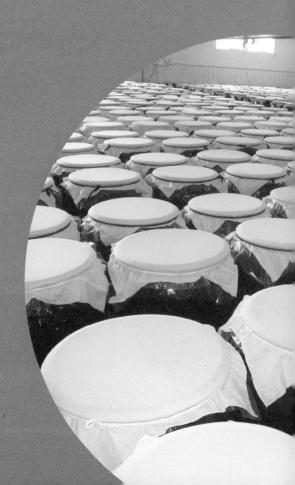

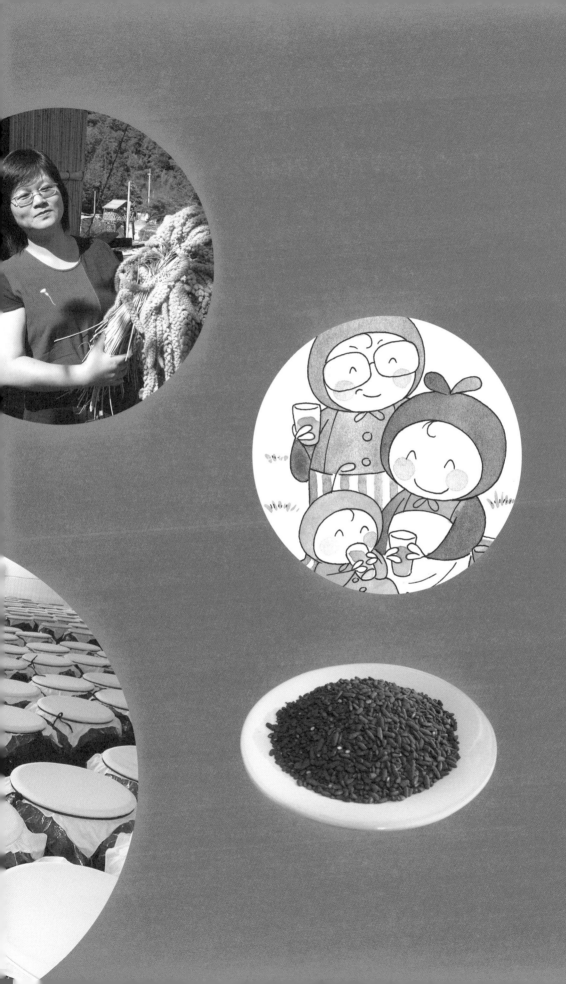

# 第1章
# 醋是今在昔在的好物

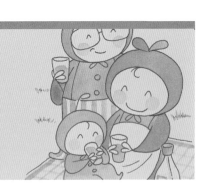

開門七件事──柴、米、油、鹽、醬、醋、茶。反應著民以食為天，生活離不開飲食的人文特性。而且這七件事當中有四件：鹽、醬、醋、茶，皆與發酵有關。

## 發酵是上帝給的大禮

發酵是上帝送給人類的禮物，發酵是依賴著人類肉眼看不見的各種細菌，默默地為大地上的蔬菜、水果創造出多元的營養價值，補充人體所需的養分、益生菌與酵素。幾世紀以來，當時的人們雖然對微生物的運作機制不甚了解，但是在反覆操作中累積出寶貴的經驗，成為當代生物技術發展的重要基礎。

所以，世界各地的發酵食品其製成原理都相似，皆是利用微生物來發酵原料，讓原料內所含的各種成分，如蛋白質、澱粉、糖、酶等，能供應微生物養分，並使微生物進行分解代謝。原料本身就具備微生物或酵素，只要提供適當的溫度與濕度就能發酵，發酵過程放麴培菌是為了促進發酵，麴菌不僅創造新營養又能增加風味物質。

在沒有化學防腐劑的年代，釀造熟成的酒、醋、醬、鹽，能直接食用，還能再次醃漬食材，抑制雜菌保存食物。這些釀造物中，我對釀造醋特別感興趣，因為醋源自酒，醋是發酵而成，醋卻又能再度誘使其他食材發酵，也能抑制其他壞菌防止食材腐敗。存在人類歷史數千年未曾消失，不同國家還有五花八門的醋。

## 釀造醋是天地精華

醋在人類歷史演進過程，扮演的角色非常多元：

· 植物的溶劑　　· 天然防腐劑
· 沾料　　　　　· 藥品
· 解酒醒腦飲料　· 調味料
· 健康飲料

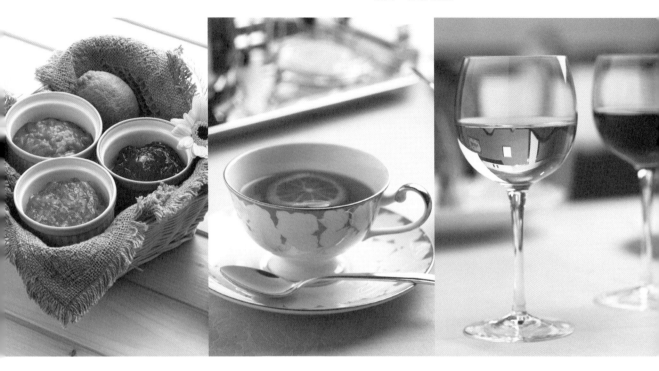

▼醬（左）、茶（中）和酒（右），能直接食用，還能再次醃漬食材、抑制雜菌、保存食物。

　　我們的地球生態豐富而多樣，所以世界各國都發展出不同的醋。

　　醋的生產方法隨著經濟發展程度而形成循環，食品工業不發達的階段，各國都有家戶手工純天然釀造生產的醋，有的會轉為較具規模的作坊，但是隨著工業發展有些就轉變為使用添加物的速釀法，因為速釀法不僅能大量生產而且成本大幅降低，因而揚棄傳統釀造。因此有些在歷史上頗負盛名的好醋，今實地走訪後，不是早已結束生產，就是已轉變為工業速釀，徒留記憶中的美名。

　　可是當人們生活水平提高之後，又會回頭找尋真正對身體有幫助的好醋。這種循環發展在食品的生產與消費上，特別明顯。使用速釀法或添加化合物的生產方法，生產出來的醋，尖酸單薄，刺激性大，並不適合飲用，更無法期待這種醋能調理身體。

　　所以，純天然釀造的基本元素是全程使用從土地生長出來的原料、

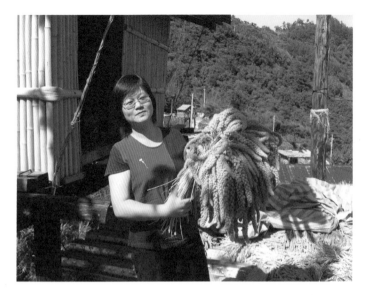

◀釀造醋是天地精華的集合，自然需要全程使用從土地生長出來的小米等優質原料，再搭配好的微生物與適合的環境，才能有所成。

微生物與環境條件。環境條件包括適合的溫度，純淨的空氣與乾淨的好水。雖然原料的品質有優劣之別，使釀造醋的等級有所差異，但是都不至於會傷害身體。

從酒釀繼續發酵，接下來如果不蒸餾酒醪（醪，音「ㄌㄠ ˊ」），讓酒醪繼續接觸空氣，就會進行第二階段的醋酸發酵，就會變成醋。醋酸菌是喜好氧氣的菌，空氣愈流通，醋酸菌愈活潑，它最擅長把酒精（乙醇）轉化為醋酸（乙酸），所以**純天然釀造醋必定是先成酒再轉成醋**。

多樣的釀造醋陪伴人類走過數千年。追憶那些醋的似水年華，我們也看到隨著人類科技文明的演進，醋的效用可經科學實驗證明；製醋

應用的工業技術與設備也快速發展，醋的產量大增與成本驟降，但是時至21世紀的今日，人類回歸自然的渴望與追求健康的趨勢，讓傳統釀造工藝再現曙光。

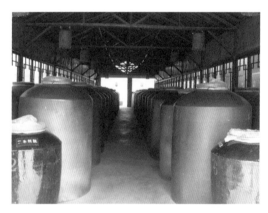

▲人類回歸自然的渴望與追求健康的趨勢，讓山西老陳醋和台灣的釀造醋等傳統釀造工藝再現曙光。

全球各區域生態環境與飲食文化的差異，讓人們得以應用當地生產的原料與堅持傳統釀造工藝，生

產出各具有特色的釀造醋。同時，隨著生物科技的發展，人類在微生物應用的技術有長足的進步，於是這個世紀我們見證到，應用生物科技結合傳統工藝的釀造醋，從廚房中的調味品再度走向具有療效的保健養生飲料，並將成為傳達祝福的珍貴佳禮。

健康的趨勢，讓山西老陳醋和台灣的釀造醋等傳統釀造工藝再現曙光。

## 釀造醋正是「絕世好藥」

醋，自遠古以來一直是食材也是絕妙好藥，根據文獻的記載，醋自出現在人類的歷史以來，不曾消失。醋不僅是食材，也是用途廣泛的天然藥。

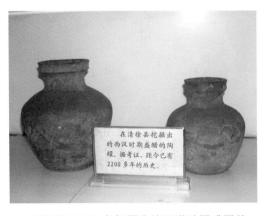

▲已經有 2200 多年歷史的西漢時期盛醋的陶罐，顯示醋的悠久歷史。

無論在東、西方，醋不僅是食材更是藥，希臘的醫學始祖希波克拉底（Hippocrates）就曾用醋來治療呼吸道疾病、疥癬等皮膚病。中國歷代的醫藥著作記載，醋雖別稱：「苦酒」、「醯」、「酢」，但都有「以醋為藥方」的記載。傳統中醫藥學認為醋性溫、味酸苦、無毒、入肝、胃經。

醋具有養肝、開胃除積、療痛腫、散瘀止血、解毒、散水氣、症結痰癖、產後血暈、治心腹血氣痛等療效。關於醋的療效在中醫藥書遍及各科，數百種病症。

醫療應用方法，包括以下等各方法：

· 入湯劑　　　　· 拌醋製藥
· 和藥調敷劑　　· 加熱醋來熏嗅
· 含漱

有的是加強藥效來疏肝活血、理氣止痛；有的是改變其他藥材的特性或便於藥物的施用；有的是直接把醋用在人體。

「上工治未病」，醋實在是預防醫學中不可或缺的元素，好醋同時也是好藥，還能調理許多慢性疾病，讓身體恢復機能。中國至今都

還流傳一句順口溜：「家有二兩醋，不用請大夫。」

醋是液體的，對身體的神經系統與血液循環系統產生的功效特別迅速，主要的原理是醋其中所含各種營養素，很快從消化道被吸收，供應身體組織器官養分，有機酸開始抓取毒素淨化血液時，這些長年累積的毒素會開始在血液中流動，找尋適當的「出口」，導致這些出口出現好像生病的症狀，其實這是在排毒的過程，一般通稱「好轉反應」。

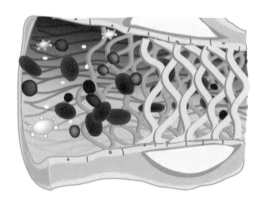

▲醋的有機酸開始抓取毒素淨化血液時，會開始在血管等血液循環系統中找尋適當的「出口」，這種排毒的過程，一般通稱「好轉反應」。

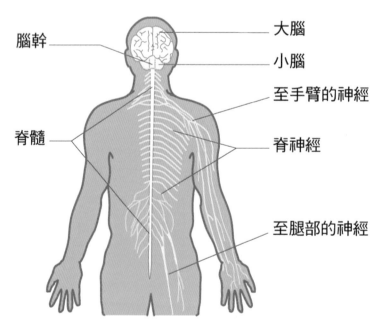

腦幹

大腦

小腦

至手臂的神經

脊髓

脊神經

至腿部的神經

▲「好轉反應」是一個過渡時期，這時千萬不要放棄，因為如圖的神經傳導系統會修復痛痠麻的記憶，使得身體自然痊癒。

這些現象顯示，人體與生俱來的自癒力已正在起作用。醋並非直接壓制症狀，所以喝醋初期可能會出現身體調理期的好轉反應，也就是症狀好像更嚴重，甚至出現一些舊疾復發的狀況，在這個過渡期千萬不要放棄，神經傳導的系統會修復痛痠麻的記憶，身體會自然痊癒，而且清除體內堆積的毒素之後那些狀況一定會好轉，並感受到健康提升的正面能量。

總之，醋不論是主角還是配角，在沒有西藥的年代，醋絕對是極為重要的藥方，我們現在只是重新再認識它並找回它原來「絕妙好藥」的價值而已。

從歷史文獻記載與當代的學術研究報告，可發現有很多種食材都曾被用來釀造成醋，在歷史上，醋扮演過不同角色，不論是醫藥、食材或飲料，醋幾千年來沒有消失。

有些釀醋材料已經使用數百年，甚至上千年，都曾被用來直接發酵釀造成醋。同時，元朝的太醫忽思慧在《飲膳正要》一書中就曾記載酒醋、桃醋、麥醋、葡萄醋、棗醋與米醋。不只如此，若是用這些直接發酵釀造熟成的醋，再浸漬發酵的醋，就不勝枚舉了。

現今世界各國不論是大型工廠或家戶手工釀造的醋，種類繁多。基於一方土養一方人，各地生態環境適合生產的作物畢竟不同，雖然人為移植開創的力量很大，但是釀造需經過時間與經驗的累積，各國表現優異的好醋於是誕生，好醋會開始飄洋過海讓不同國家的人們享用到。我下文還選擇介紹幾種直接將原料進行兩階段發酵的**純釀造醋**予讀者，譬如：

· 台灣與日本的純米醋
· 中國的高粱醋
· 義大利與法國的葡萄醋
· 美國與德國的蘋果醋
· 英國的麥芽醋（參照本書 P.97）

同時說明「**液態發酵**」與「**固態發酵**」這兩種發酵方法，讓讀者比較相同的材料，不同釀造方法的結果差異。簡單來說，發酵釀造的原理都相同，只是運用的原料、配比與環境條件不同。

以原料的分類來說，全世界的醋大略分為**穀物雜糧醋、水果蔬菜醋**與**草木花葉醋**，下文一樣會介紹。

## 醋酸菌與醋

早在 18 世紀，研究微生物學的學者，就從醋中分離出幾種菌種，並命名為醋酸桿菌、酪酸桿菌與庫氏桿菌。19 世紀，微生物學學者提議，將這些菌種統一命名為「**醋酸菌**」。雖然，學術界仍不斷對醋酸菌的菌屬做分類及特性研究，但是，實際從事地方傳統釀造的釀造人，似乎都並不熱衷於純化菌種的技術，而執著於形成釀造的優勢環境，讓自然分佈在釀造環境空氣中的醋酸菌自然聚集。

例如，菲律賓生產棕梠醋，酵母最初是來自環境，後來生產用的容器就成為菌種的來源與容器。也有一種做法是，使用前一批發酵後留下的酵母進行再發酵，這種做法的風險是其中可能含有大量死亡的細胞與雜菌，造成失敗。

當然，自然發酵過程最大的缺點就是醋化不完全，也就是醋液表面會因醋酸菌代謝而產生「菌膜」。菌膜長的很像果凍，這些菌膜會造成原料物質的浪費。為了提高釀造效率，世界各國在釀醋的方法上不斷透過技術提升與改良設備來達成速釀工藝。不過，地方傳統釀造的業者多堅持傳統釀造工藝，將重心放在原料品質的提升，而非只追求速釀的技術。因為，他們相信，唯有堅持品質，才有好的釀造物。

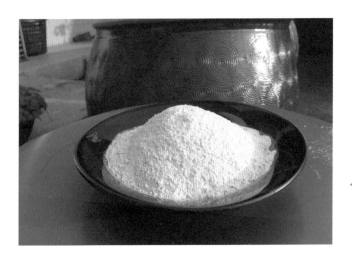

◀白麴就是經過培養繁殖，已經充滿天然微生物「麴黴孢子群」的穀物；也就是正確發酵後能夠產生「醋酸菌」的主要來源之一。

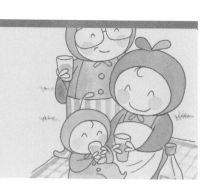

# 第2章
# 當代常見的原醋

葡萄醋

　　葡萄是世界上栽培歷史最悠久的果樹。至今葡萄已成為全世界果樹栽種面積最大，產量最大的產業。葡萄的品種也因各地的氣候與土壤條件而衍生出許多品系。歐洲幾個國家的葡萄酒享譽世界，葡萄酒的確將葡萄的附加價值提昇到無以復加的地步。醋的前身是酒，所以釀造葡萄酒的國家必然有葡萄醋，只是做法有些不同。

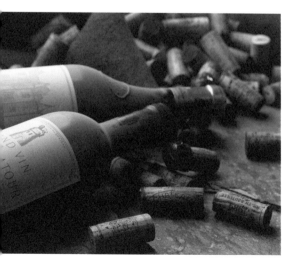

▲酒醋不分家，醋的前身是酒，所以釀造葡萄酒的國家必然有葡萄醋。

　　葡萄醋有兩類做法，一是利用釀葡萄酒剩下酒渣做酒精發酵，待酒精轉成醋酸即成醋，這種醋又稱為葡萄酒醋。另一種是用新鮮葡萄去梗破皮榨汁，之後將葡萄汁加熱，加熱的目的是為了讓葡萄汁的水分蒸發，藉以提高糖分達到濃縮的效果，這樣可以避免太快發酵，至於煮的時間與溫度，各家醋廠都不盡相同。

　　濃縮過的葡萄汁放入木桶內，葡萄汁在木桶內開始慢慢發酵，歷經季節溫度高低的變化，醋酸菌讓葡萄汁逐漸轉成醋，陳釀葡萄酒與葡萄醋最大差別在，葡萄酒要與氧隔絕，所以會將木桶全部裝滿封裝好，有的還會添加二氧化硫來避免氧化。但是葡萄醋卻是要在裝葡萄醋的木桶留一些空間，木桶也不會封起來，木桶上方的開口只用布蓋住，讓醋液接觸空氣，繼續氧化陳釀，也讓水分自然蒸發。

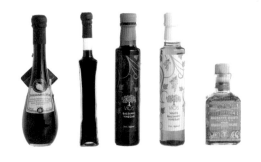

▲巴薩米克醋（Balsamico）早期不只應用在醫療，也是王室貴族間相互饋贈的禮物。

　　義大利的摩典那（Modena），曾隸屬法國，直到 1859 年才納入義大利。在十九世紀摩典那即建立巴薩米克醋的釀造傳統，巴薩米克醋（Balsamico）早期不只應用在醫療，也是王室貴族間相互饋贈的禮物，在餐後飲用與調味之用。

　　摩典那在 1967 年就成立傳統釀造巴薩米克醋協會，協會成員包括醋廠與個人釀造戶，協會不僅有訓練課程，還培養「品醋師」，定期舉辦年度醋的比賽。

　　之後巴薩米克醋（Balsamico）成為葡萄醋的代名詞，歐洲多國生產巴薩米克醋並出現在全球的超市中，但是大部分都是工業生產的酒精醋，添加焦糖染成傳統老葡萄醋的顏色，此與傳統釀造的巴薩米克醋相去甚遠。

　　傳統釀造的巴薩米克醋是以新鮮葡萄榨汁，經過熬煮來去除水分，提高糖分濃度，再放入木桶中慢慢發酵，為了讓醋的香氣更多樣，連木桶的木材也不相同，木桶依大小不同排列，因為冬冷夏熱，木桶內的醋液會自然蒸發，每年添入新的葡萄醋，成就出濃度、香氣、口感與年分不同的葡萄醋。

　　1979 年摩典那成立傳統巴薩米克醋業公會，維護傳統釀造與文化，並於 1986 年成為義大利傳統釀造巴薩米克醋法定產區（簡稱 D.O.C），農業部還通過傳統釀造巴薩米克醋 D.O.C 法中，對於葡萄醋的釀造方法與標示等細節都有詳細的規定。悠久的釀造歷史與細心維護的文化特色，讓義大利傳統釀造的巴薩米克醋身價不斐，也成為歐陸經典的食材。

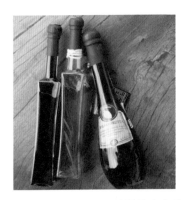

▲悠久的釀造歷史與細心維護的文化特色，義大利傳統釀造的巴薩米克醋身價不斐，更是歐陸的經典食材。

## 麥芽醋

英國與美國傳統釀造是以麥芽做液態發酵，因為大麥是很多酒類的原料，包括啤酒與威士忌，釀酒的國家必有醋，只是做法各有千秋。

英國麥芽醋的做法，以大麥為原料，加進大量已發芽的大麥，兩者拌勻攪碎，用溫水（約60～65℃）浸泡，發酵麥芽就是當糖化媒介，所以過濾出來的液體會甜甜的，那就是甜麥汁，再把酵母加進甜麥汁發酵成醋，工業生產不像傳統釀造用陶缸曝氣作醋酸發酵，而是使用醋化機器，就是讓發酵中的液體流動接觸氧氣以加速發酵。最後過濾、低溫滅菌裝瓶即可。不過市場上銷售的主流卻是酒精醋。酒精醋的生產通常都用純酒精做基質，直接用純酒精來醋化為醋酸，這種生產方法可以使乙酸的含量超高，可達13～15%，這種醋被廣泛應用在食品加工，所以消耗量最大。

英國的酒精醋通常會用發酵麥汁蒸餾出來的酒精，來醋化成酒精醋。但是美國則會用石油化工工業酒精，經過一些特殊處理，混加在已經釀好的醋中，來水解生成醋酸，用這種方法生產醋的目的是為了降低生產成本並量產。有些則使用含糖的次等水果或食品加工產生的廢棄物來釀醋，但是這種醋尖酸而且營養價值甚低。釀醋使用的原料必須含有豐富的營養才能滿足醋酸菌的生長代謝，

所以先進國家的化學工業公司會生產出含有葡萄糖、維生素或其他微量元素（礦物質）等營養添加物，加入上述酒精醋的醋酸發酵中。化工愈是發達的國家，在標準化與量產技術上就愈專業，但是醋的滋味卻大不如經過微生物與時間交織醞釀的成果。

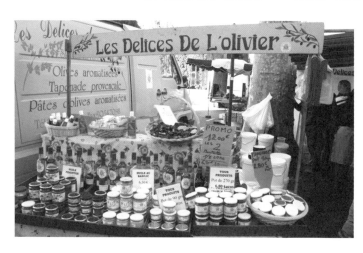

◀英國與美國傳統釀造是以麥芽做液態發酵醋，只是做法各有千秋。

## 蘋果醋

蘋果是溫帶國家產出的水果，廣受世人歡迎。各種新鮮蘋果殺菁後行銷全世界，若能新鮮蘋果純釀造的蘋果醋，營養特別豐富。可惜蘋果醋是歐美人士大量應用在沙拉與烹調調味的醋品。

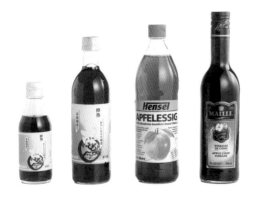

▲這類的蘋果醋用做調味或醃漬食物，是最好的應用方式之一。

既然定位是酸味調料，那麼都以先進的設備，精準的控制生產流程，不論是接種微生物或醋化過程皆為標準化量產，所以市售美國或德國等這些國家的蘋果醋大多是速釀的標準化酒精醋。蘋果醋的生產方法是先將蘋果破碎糖化、酒精化之後，再進行菌種接種，加上通風設備，醋酸化直到乙醇（酒精）耗盡，最後會調整醋酸濃度並滅菌充填裝瓶。

因為蘋果的果膠含量很高，發酵後醋液的混濁度也高，所以在破碎蘋果，提取果汁的過程，都會添加一些果膠酶來分解蘋果的果膠，在沉降槽中過濾處理，因此蘋果醋清澈透光，而且醋酸含量高，尖酸刺激。這類的蘋果醋通常用做調味或醃漬食物，是最好的應用方式之一。有些蘋果醋是用香料添加物混合還原蘋果汁，調製出來的帶甜酸味飲品。

## 純米醋

稻米是台灣與日本主要的糧食作物，兩地使用稻米來從事釀造的歷史悠久。稻米釀成米酒與米醋是民間的手工藝。但是台灣戒嚴時期，菸酒是政府公賣，私自釀酒是違法的，所以家戶手工釀造規模很小，技術也不公開，所以無法發展出像日本一般的酒藏與醋藏。根據日本的統計，日本純天然釀造醋的消費量，自 1976 年以來是呈現逐年上升的，合成醋卻逐年下降。台灣開放釀造之後，民間潛在的社會力很快的萌發出來，原來的釀造工藝與設備提昇後，天然釀造醋便蓬勃發展。

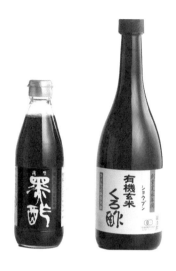

▲日本純天然釀造醋的消費量,自 1976 年以來是呈現逐年上升。

過去台灣民間習慣用精白過的糯米來釀酒、釀醋,因為糯米糖化的速度快,產酒精量高,不易腐釀。實際上釀造醋用的稻米不要精白,才能保有豐富的營養素。所謂精白是指把整顆米磨掉外層,只保留米心,主要的成分是澱粉與蛋白質,日本的酒「大吟釀」甚至磨掉米外層的 50%,目的是讓酒的味道純粹。但是糙米是未經碾白的米粒,保留了種麩皮、胚芽和油脂,還有富含酵素的糊粉層和醛酯類的香氣,釀造成醋不僅營養豐富,口感層次飽和,風味多元。

### (1)台日釀造米醋,液態發酵

台灣與日本傳統釀造的純米醋,基本上都是以液態發酵的方式進行。台灣的稻米品種多樣與栽種方法持續提昇,產量豐富、品質優異,擁有釀造純米醋的最佳環境與條件。純米醋的釀造法就是先把米蒸煮成飯,拌入米麴後,等糖化酒精化,加水,然後進行醋酸化,之後陳釀一年以上時間。這個看似簡單的步驟卻巧妙無比,因為各家使用的稻米、米麴、水、容器與放置環境條件不同,使發酵條件差異,釀出來的醋風味就有差別。這幾年,純天然釀造的糙米醋在台灣廣受喜愛與注意,也有很多讀者嘗試自己釀釀看,釀造過程的各種疑問,將在本書專章中說明。

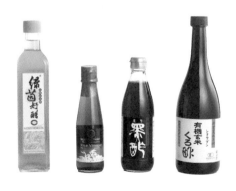

▲台灣(左一)、緬泰(左二)和日本(右一、右二)的米醋品質各具風味,正是最好的當代當地米醋的代表。

要特別注意的是台灣地處亞熱帶，潮濕多雨，就不適合放在露天的戶外曝曬，很容易招致黴菌等各種雜菌污染，嚴重時會腐敗。但是日本九州的鹿兒島坂元釀造的福山醋，就把醋放在戶外曝曬，因為他們採用的是小口陶缸，高62公分，開口口徑才14公分，形狀類似台灣的酒甕。而且大量放入米麴，8公斤的米飯就用3公斤的米麴，飯拌麴之後就直接加30公升的水，隔天又放入老麴，然後將甕口封住並蓋上陶蓋，因為菌叢量大強勢，而且長期使用的陶甕遺留很多醋酸菌，所以能釀造成功，但是那樣其實仍有腐釀的風險。

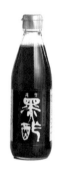

▲只有日本九州鹿兒島坂元釀造的福山醋，是把醋放在戶外曝曬，成為此醋的一大特色。

## （2）緬甸的特色米醋

在緬甸的華人，多自雲南、廣東與福建一帶遷移至緬甸，他們仍保留傳統釀醋的方法，華人少量手工釀造醋的做法是先把飯揉搓成飯糰，然後用碳火直接火烤呈焦黑狀，再以糖水浸泡焦黑碳化的飯糰，等糖化酒精化、醋酸化即成醋。他們通常會用這種醋來生拌蔬菜或當調味料。來自緬甸的僑生表示他們通常會在過中國年前準備做糕點用的麥芽糖時一併做醋，每個家庭的母親都會做。

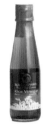

▲在緬甸的華人釀的少量手工釀造醋，通常會用來生拌蔬菜或當調味料。

他們會先把收割的麥子，留一些直接泡水發芽，麥芽呈黃綠色時就包覆加一點水搓揉榨汁，把麥汁熬煮成麥芽糖，取出麥芽糖，鍋裡殘留的麥芽糖加水，放入碳烤過的黑飯糰，一段時間之後那些麥芽糖水就會變酸成為料理用醋。這種釀

造法，是利用麥子萌芽過程中，麥子本身會生成水解酵素與糖化酵素，把原來儲存在胚乳中的澱粉轉化成單醣以供給麥芽生長所需的能源。

　　台灣有些天然釀造的小麥草醋，其實是用糯米做原料，小麥草的功能是提供糖化酵素來分解糯米的澱粉，並不是以小麥草當做原料釀醋。

高粱醋

　　以高粱為主原料來釀造高粱醋，首選中國山西，因為中國北方的黃土高原，雨量少又集中，冬季覆雪寒冷乾燥，大面積的土地種植耐旱的高粱，所以自明朝（西元1368年）以來，山西就以高粱釀醋，一釀就是數百年，「山西老陳醋」已成為高粱醋的代名詞。

**（1）固態發酵**

　　中國的高粱醋釀造的方法不同於台灣的是，老陳醋是以固態發酵來釀高粱醋，以高粱做為主要原料，經過蒸、酵、燻、淋、陳，五個階段，造就出色澤烏黑，綿酸濃郁的老陳醋。山西老陳醋已成為中國四大名醋代表，至今仍保留純天然釀造的

方式來釀高粱醋。老陳醋與山西人的飲食文化緊緊相連，平民百姓的飲食不離醋，加上達官貴人以醋飲待客，更在中國掀起喝醋保健的養生風潮。山西老陳醋以固態發酵而成，兩岸的高粱醋的色澤、口感與風味完全不同。

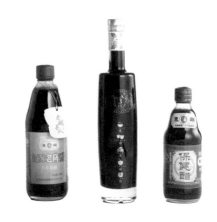

▲至今仍保留純天然釀造方式來釀高粱醋的山西老陳醋，已成為中國四大名醋代表。

　　當中國的經濟掘起，一片追尋工業發展，講求生產效率的呼聲與浪潮中，中國名醋不是轉型為工業醋就是徒留美名。唯有山西老陳醋由國營轉變為民營過程，能保留傳統釀造，努力讓醋成為最健康的東方飲料。

　　我曾於2006年遠赴中國，實地參訪山西省最重要的釀造兩寶，即汾酒酒廠與老陳醋醋廠。中國國家

級非物質文化遺產「美和居老陳醋釀製技藝傳承人」郭俊陸董事長，特別安排讓我做老陳醋傳統釀造的全記錄，學習研究的過程收穫豐富，2013年在山西的國際釀造醋研討會中，我認識中國科學院微生物研究所的研究員程光勝先生，1958年自北京大學生物系畢業後一生致力於微生物研究，釀造的實驗報告證實了醋的諸多功效。這與我多年在醋療推廣所經歷的完全吻合。

因此，下文我說明五道工序之後，會再特別介紹真正純釀造的山西老陳醋。

## （2）五道工序

山西老陳醋發酵釀造的過程歷經五道工序階段，即「蒸、酵、薰、淋、陳」。

### 工序 ❶ ── 蒸 ──

將紅高粱研磨成細小碎末，注入冷水浸潤紅高粱碎末十小時，入甑蒸熟。取出蒸熟的紅高粱，攤開降溫，加入70～80℃溫水並將大量的曲攪拌入高粱，放入寬口大陶缸，準備進行第一階段的糖化酒精化。

美和居使用的「大曲」是以大麥、豌豆為原料，選用澱粉含量高的大麥；並精選雜色豌豆品種，其中豌豆約佔製曲總量30～40％。發酵成種曲（麴）。大量投曲（麴）來強化糖化發酵是老陳醋的特色之一。

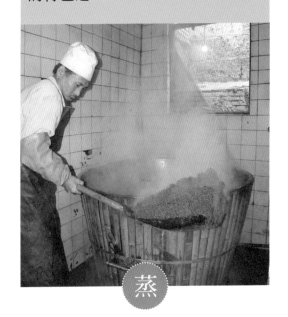

蒸

工序
❷
—— 酵 ——

拌勻高粱與大曲入缸後開始進行糖化酒精發酵。這些在陶缸中的原料稱為「醪」。因為加入很少，高粱與水的比例約 1：2，又拌入大量的麴料，所以醪很濃稠，幾乎是半固態的醪。

約三天酒精發酵會產生酒精與二氧化碳，二氧化碳湧出醪時會發出氣泡的聲音。再靜置兩週讓醪繼續發酵，為醋酸發酵涵養出更多微生物代謝出來的前驅物質。

之後取出醪再拌入麩皮與穀糠製成醋醅，用酒漿調和醋醅而不用水，所以醋醅濃稠，體積大、含水量低又膨鬆，開始進行固態的醋酸發酵。發酵過程不斷釋放熱能，故又稱高溫醋化，此階段必須不斷的翻動醋醅，來增加接觸氧氣的面積，同時降溫。

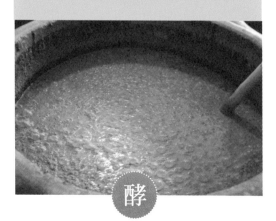

酵

工序
❸
—— 薰 ——

醋醅經過固態醋酸發酵約十天之後，自陶缸取出放入大缸中，以炭火烘焙。

這工序是老陳醋最大特色，因為炭火烘焙會使醋醅氧化呈現出褐黑色；醋醅薰製會產生酯化反應後產出特殊的香氣。

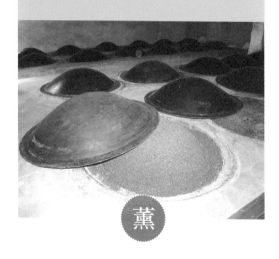

薰

工序
❹
—— 淋 ——

　　長達六天倒缸反覆熏製後的醋醅，色澤深黑、香氣濃郁。取出後以 80 度左右的熱水沖淋醋醅，作法很像用濾紙手沖咖啡。經由水濾帶出醋醅中的醋酸與養分，從醋醅滴漏流出醬紅色的液體就是醋，此階段的新醋含水量高，必再經過陳釀。

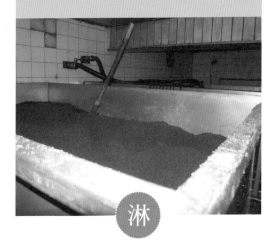

淋

工序
❺
—— 陳 ——

　　最後一道工序就是老陳醋的精髓，即長時間的靜置陳釀。

　　古代是放在戶外經歷「夏伏曬、冬撈冰」，因為黃土高原夏季炎熱，讓醋曝曬能使水分蒸發；冬季冰天雪地，撈出醋液表面結冰，能去除水分。現在美和居考慮環境衛生將醋液放在大型玻璃屋裡陳釀。一年之後即為老陳醋，陳釀時間愈久，愈綿酸、鮮美香醇，口感層次豐富多元。

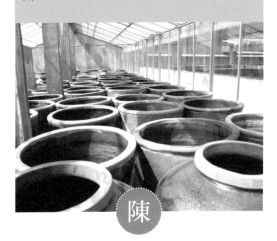

陳

山西老陳醋

中國四大名醋之一的山西老陳醋，歷史悠久，而揚名數百年。也正因為這些優質的環境孕育之下，山西省的名產有三大：汾酒、老陳醋與煤礦，前兩者皆與釀造有關。

唐朝名詩人杜牧以清明為題所寫下的七言絕句「清明時節雨紛紛，路上行人欲斷魂。借問酒家何處有？牧童遙指杏花村。」詩中所指的杏花村就在山西省，杏花村產的酒就是汾酒。清澈的汾酒與褐黑的老陳醋在中國歷史上是朝貢聖品，現今為地方特色名產，甚至揚威海外，無論是汾酒或是老陳醋，一直是山西人最光榮的標記與成就。

中國自古以來以農立國，歷史上列為四大名醋，分別是山西老陳醋、四川麩醋、江蘇鎮江醋與福建永春紅麴醋。由於地理環境與物產不同，以長江與黃河流域來劃分，南北兩地的釀造醋風味不同，南醋為鎮江醋；北醋為老陳醋。傳承至今，中國四大名醋以山西老陳醋為首，這項殊榮是歷經千百年的時間，與歷代技術傳承，以及創新的多重考驗淬鍊而獲得的。

因為中國北方黃土高原產高粱、小麥、小米、玉米、蕎麥等五穀雜糧，北方人以此為主食，也以這些為原料釀醋。山西的釀造醋的工藝技術代代相傳，自明代以來，美和居釀醋製程加入了用火「薰醅」此一創新技巧，成就了老陳醋特殊的風味與色澤。

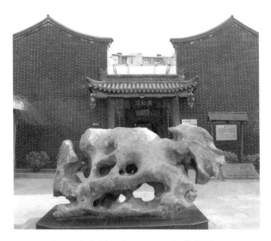

▲美和居釀醋製程加入了用火「薰醅」此一創新技巧，成就了老陳醋特殊的風味與色澤。

起初美和居以老陳醋向晉王府獻禮。晉王府的典膳所醋香撲鼻，從此美和居按需供醋。後逢天災水患無法按時運送，美和居便選派師傅進入王府釀醋，晉王便將王府典膳所所釀的老陳醋用於朝貢入京之御膳坊，明成祖之後成為例制。「美和居」六百多年釀造歷史，繼續堅

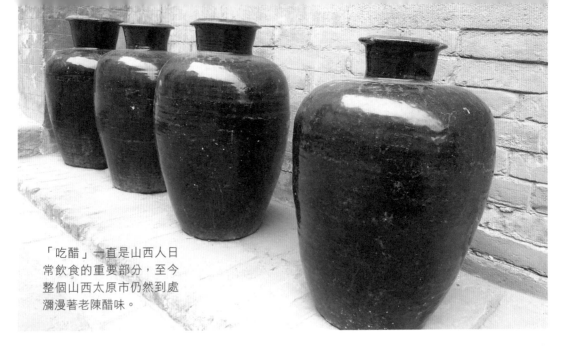

「吃醋」一直是山西人日常飲食的重要部分，至今整個山西太原市仍然到處瀰漫著老陳醋味。

持純天然釀造。而「吃醋」一直是山西人日常飲食的重要部分，過去大戶人家通常在自家宅院釀醋備用，至今整個山西太原市仍然到處瀰漫著老陳醋味。

山西因晉商崛起，境內各地釀醋的方法風起雲湧，西元 1934 年中國著名的微生物暨釀造專家方心芳先生奉命親赴山西實地考察傳統的釀造工藝，他盛讚山西老陳醋。他在《山西醋 1934》一書中說道：「上等山西醋之色澤氣味皆因陳放長久，醋之本身起化學作用而形成，初非假人工而偽製，不愧為我國名產。」

山西老陳醋的質量標準定義是：採用以高粱、麩皮和水為主要原料，以大麥、豌豆所製大曲為糖化發酵劑，經酒精發酵後；再經固態醋酸發酵、薰醅、陳釀等工序釀製而成的食醋為山西老陳醋。

1956 年，山西省清徐縣的十一家醋坊實行公私合營，組成了「山西清徐曲醋廠」。次年，該廠推出「東湖」品牌，承載了包括「美和居」等百年老字號的獨特釀造工藝。在那個和資本主義相對應的計劃經濟時代，該廠不僅能夠延續傳統的五工序釀造法，還能將本地生產的老陳醋供應給全國各地，支援不同省份的需求，實在非常難得。同時作為當時山西省內醋行業最大的國有企業，山西清徐曲醋廠在 1992 年更名為「山西老陳醋廠」。

中國國營企業面臨的困境大同小異，在山西老陳醋廠最艱難的時刻，正直不惑之年的郭俊陸，原來在管理山西太原副食品的崗位已打

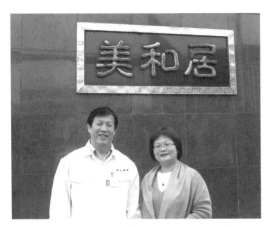

▲郭俊陸董事長（圖左）讓美和居老陳醋改頭換面，保留純天然固態發酵釀造工藝，不添加任何化學催化劑。

拼十年，1994 年，力排眾議毅然報請將山西老陳醋廠進行改制，組成山西美和居老陳醋公司，郭俊陸出任董事長兼總經理，一肩挑起危機四伏的醋產業。郭俊陸堅持保留美和居純天然固態發酵釀造工藝，不添加任何化學催化劑。

老陳醋在歷史地位上幾乎等同於山西，正宗的老陳醋色深、但是

中國改革開放之後，許多民營工廠如雨後春筍般林立，有些捨棄傳統純天然釀造，開始應用工業製程，大量生產廉價的勾兌醋。中國龐大的市場疆域遼闊，摻假使劣，也讓美和居的正宗老陳醋蒙受不白之冤。

美和居老陳醋的董事長郭俊陸說：「良心、苦心、用心，一滴老陳醋需要陳釀四百天，一些作坊用冰醋酸勾兌一番，竟敢也當老陳醋賣，真是砸祖宗牌、斷子孫路。」在多次互動中，我總能感受到郭俊陸董事長專業認真，特別是當他開展國際視野後對醋堅定的信念。我特別喜歡郭董所說：「縱向看我們長進不小，可橫向比差距依然很大。」正因為這種謙虛的態度，必定能為醋產業與文化創造更美好的明天。

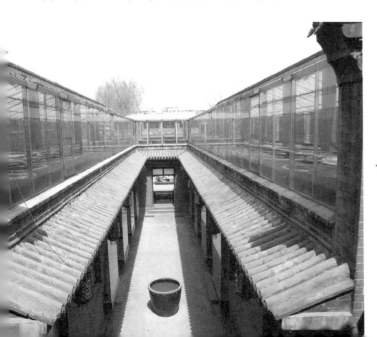

◀中國四大名醋之一的山西老陳醋，歷史悠久，一直是朝貢聖品，也是山西人最光榮的標記與成就。

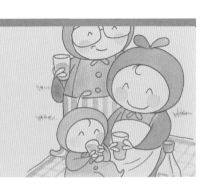

# 第3章
# 釀造醋的原理和釀造法

世界各國的釀造醋有各自獨特的風味，但都源自微生物生命運動的基礎上。因此，生產原料、應用的微生物與生產技術，這三者是釀造要件，其中生產的原料與微生物（菌種），二者的分類不要弄混，譬如紫米醋與紅麴醋，顏色都很紅艷，紫米是稻米的一種；紅麴是指誘發發酵的紅麴菌。總之因著釀造三要件品質的差異，因而衍生出各具地方文化特色的豐富內涵。

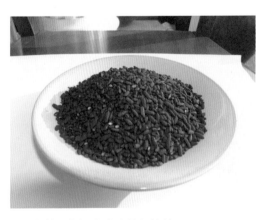

▲紅麴是指誘發發酵的紅麴菌。

據此，歐洲地區對食用醋下了這樣一個適當而通用的定義（Brian J・B・Wood，2001）：

食用醋是人們食用的一種液體，以含有澱粉、糖或二者均有的農作物，經由乙醇發酵和醋酸發酵，兩段發酵過程生產而成，成品中含有一定量的醋酸。

由以上的定義可知，釀造醋的製程基本規範是必須經過兩階段自然發酵，才能稱之。所謂兩階段發酵，就是經過酒精發酵與醋酸發酵。

## 好醋的生成──兩階段發酵

如果用穀物作為釀醋原料，則必須先經過糖化。

所謂糖化就是糖化菌（通稱酵母）將穀物的澱粉分解成糖與氨基酸，然後酵母菌再將糖分轉變成酒精（乙醇）。

通常，傳統天然釀造方式的糖化與酒精化是一起交互進行的，並沒有分段進行，所以，統稱為第一

階段的複式發酵法。第二階段，是由醋酸桿菌將酒精（乙醇）氧化為醋酸。

經過兩階段發酵生成的醋酸稀釋液就是「醋（Vinegar）」。相關作用如下。

釀造過程的發酵酵母就是微生物，兩個階段的微生物種類不同。

使用澱粉質原料，例如五穀雜糧釀醋，要先用糖化菌將澱粉分解成糖類，水果類原料通常含糖較高，因此可直接以酵母菌來進行第一階段的酒精發酵。

很多的水果本身就含有酶（又稱酵素），可以在常溫下因為酵母的作用而開始發酵。例如未成熟的香蕉，含有澱粉與多聚物，可以透過糖化酶的作用來產生酒

精。酵母菌在糖的代謝過程，並不是將所有的糖都百分之百轉化為乙醇，有些部分會被細胞合成轉化為甘油與琥珀酸。

第二階段醋酸化過程，就是讓乙醇氧化成醋酸，這個醋酸發酵需依靠醋酸菌來做工，傳統釀造通常並不熱衷於菌種的分類，而是仰賴原來就存在空氣中的醋酸菌。

醋酸菌的生長和代謝是需要供給營養的，主要攝取營養的來源就是做醋的原料。如果以農作物做原料，原料本身就可以提供很豐富的營養給醋酸菌，若以純酒精做原料，則提供給菌的營養不足，所以業者會添加一些含有葡萄糖、維生素、硝酸銨、礦物質和生長因數，如酵母膏等營養配方，供給醋酸菌營養。

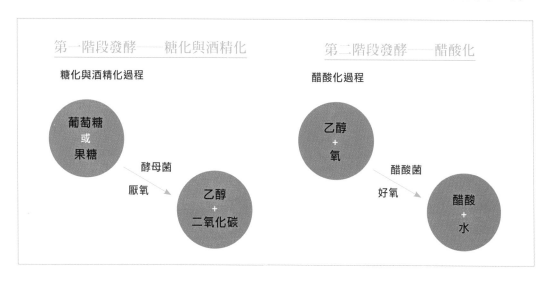

第一階段發酵——糖化與酒精化
糖化與酒精化過程
葡萄糖或果糖 → 酵母菌 / 厭氧 → 乙醇 + 二氧化碳

第二階段發酵——醋酸化
醋酸化過程
乙醇 + 氧 → 醋酸菌 / 好氧 → 醋酸 + 水

乙醇氧化為醋酸是釋放熱度的過程，氧氣在液體中溶解量低，所以提供氧氣量的多寡決定了醋酸的產量。也因此，發展出各家釀造時增加供氧量的訣竅方法，例如用攪拌、曝淋或直接輸入氧氣，這就是釀造需要好空氣的真正原因。

## 釀造方法和步驟

天然釀造的核心價值在真正使用優質的農作物，原料決定最終產物的品質。應用優質的農作物才能成就好釀，如釀造讓稻米呈現最大的價值。

就米醋而言，稻米的種植方法與加工處理的不同會影響其營養成分。有機栽培的稻米因為不使用農藥與化學肥料，所以不會有農藥殘留。經過加工的精白稻米，會把米麩與胚芽所含豐富的維生素B群、礦物質、氨基酸與脂肪酸等營養成分去除掉，所以沒有精白的有機糙米才能保存這些精華，是釀醋的最佳選擇。釀成有機糙米醋後，不論是香味或口感都特別濃郁甘美。

糙米醋的做法如下，一步步示範給大家看：

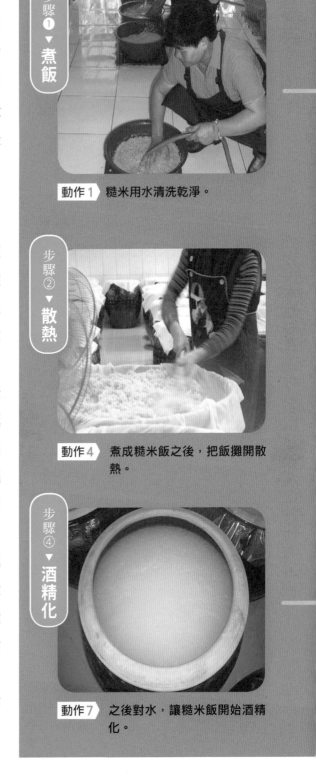

步驟❶ 煮飯
動作1 糙米用水清洗乾淨。

步驟② 散熱
動作4 煮成糙米飯之後，把飯攤開散熱。

步驟④ 酒精化
動作7 之後對水，讓糙米飯開始酒精化。

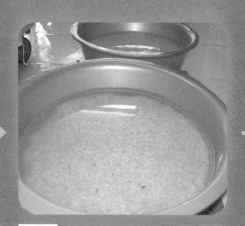

動作 2 ▷ 將糙米泡在水中。

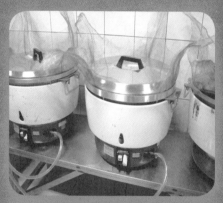

動作 3 ▷ 讓糙米吸收水分，然後把糙米煮熟，這個階段的做法和煮飯相同。

步驟③ ▼ 糖化

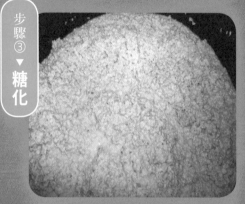

動作 5 ▷ 等飯散熱涼了以後，再把麴菌均勻的拌入飯中，然後下缸讓米麴菌開始分解糙米飯。

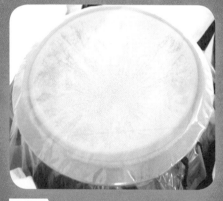

動作 6 ▷ 第一階段的糖化約 3～7 天，時間長短視氣候、溫度而定，溫度高速度快，天氣冷則較慢。

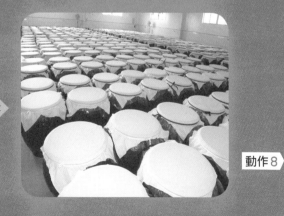

動作 8 ▷ 醋化的熟成時間大約需要 4～5 個月。醋化後將醋靜置在陶缸或木桶內，經過長時間陳釀，醋酸以外的其他成分會溶解出來，所以醋的香味會明顯增強，口感會益顯醇厚。

純釀有機糙米醋中的浮懸沈澱物，是無害的微生物與米作用分解後的產物，可以安心飲用。醋如果受到陽光照射，感光的微生物會分泌出深褐色色素而使醋的顏色由金黃色逐漸變成褐色，這是正常的現象。

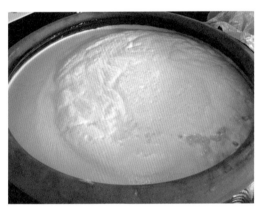

▲純釀有機糙米醋中的浮懸沈澱物，是無害的微生物與米作用分解後的產物，可以安心飲用。

品質精湛的純釀米醋，絕不使用合成醋酸，不使用焦糖著色，不做加熱後處理，雖然有些業者使用熱處理的目的是防止微生物生長並使醋清澈，但是醋酸菌不耐高溫，當加熱到60℃時，幾分鐘之內醋酸菌就死了。所以，飲用時最好使用涼開水或冰開水稀釋。

有些業者蒸餾醋液是為了提高醋酸濃度並且全面殺菌。但是不加熱不殺菌的活醋，會因為微生物的二次代謝產物而賦予釀造醋更高的活性、飽滿醇厚的口感與濃郁多層次的香味。精釀的有機糙米醋，淨化身體，促進健康。

## 釀造醋應注意的事項

### （1）原料的選擇與用量

要區辨真正的好醋，還是必須從原料的選擇來說。

原則上有機栽培、加工程度低的最好。至於品種或產地則需精準的比較才能見分曉，建議有機糙米或紫米（俗生黑糯米）都不錯，選用品質好的農作物發酵釀成的醋，會含有很多其他豐富的營養素。嚐起來的味道是，酸中帶勁、口感飽滿、和諧回甘；聞起來的感覺是，米味般的清香雅致。

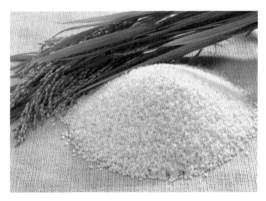

▲有機糙米發酵釀成的醋，營養素豐富，酸中帶勁，有米味般的清香雅致。

原料使用量的多寡則與醋的濃淡有關。如果米用的少，而水加很多，那麼初熟的醋喝起來會覺得好像比較甘甜，其實是酸濃度較低，用這種醋浸泡蔬果，很容易招惹雜菌，時間久了會整缸醋腐壞掉。

釀造過程絕不會有腐臭味，除非原料遭致病菌污染，才會因為產生強烈的腐臭味。當雜菌侵入，整缸糙米的營養供給有害微生物養料任其繁殖後，其中的蛋白質會腐敗發臭。一旦發臭務必立刻拋棄洗淨容器，千萬不要為了不捨成本，而投放鹽巴或繼續擺放，迷信原料會轉換成甘醇的醋。

醋能抗菌主要的因素是它含有醋酸，醋酸能有效抑制大多數具有毒性和腐敗性細菌的生長。但是醋的抗菌力強弱與醋酸濃度有直接的關聯，醋酸濃度與 pH 值成反比，pH 值愈小，醋酸濃度愈高，醋的抗壞菌的能力愈好。

有關醋的基本質量標準，一般是醋酸含量為主。

美國的標準是，瓶裝醋醋酸含量最小濃度為 4％，英國的標準是 5％。但只是測定醋酸含量，並不能區分天然釀造醋與一般化學醋酸稀釋液的差異。

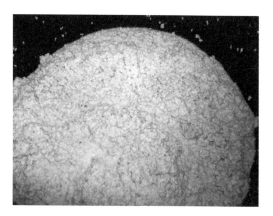

▲米少水多，酸濃度較低，用這種醋浸泡蔬果，很容易招惹雜菌，時間久了會整缸醋腐壞掉。

### （2）釀造水的處理

釀造用水一定要注意衛生，要經過過濾。台灣許多山谷間的地表水，不是水質過硬，就是流經地表時受到污染，切不可直接接管取用。所謂傳統沙漏或用石頭簡單過濾就直接灌入缸內對米飯，都是不符合衛生標準的，如果水中含有肉眼無法辨識的致病菌，則醋受污染的危險性就會大增。

地下水則要注意，生產地周圍環境是否有使用農藥或有毒化學物質污染；自來水要考慮的是氯的添加。

總之，釀造用水一定要考慮水源純淨，過濾殺菌是一定要做的，

否則釀成的醋會含有致病菌。有些土法煉鋼的釀造法，只是很單純的以為醋酸會殺菌，殊不知當醋的有益菌活力不足，醋化過程不完全，醋酸濃度不夠，一整缸放在戶外的醋恰好成為培養致病菌的溫床。

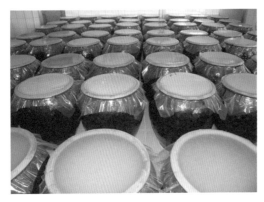
▲釀造用水一定要水源純淨、過濾殺菌，否則釀成的醋會含有致病菌。

以當今的水處理技術，已經可以讓水呈現各種有益人體的狀態。原則上，那些處理過的水，均可用來釀造，至於效果差異目前尚無具體的科學實驗可證明。所以釀造用水最基本的條件就是要殺菌，一般家庭只要將水煮沸放涼即可。

### （3）釀造容器

釀造容器以陶製甕缸為上選。因為，陶甕缸的材質能透過毛細作用進行自然呼吸；同時，陶甕缸內還能形成自然對流循環的生態體系，讓微生物很舒服地在容器內新陳代謝。如果無法使用陶缸甕，也可以選擇玻璃容器。

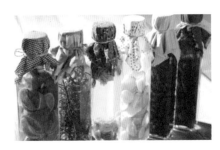
▲釀造容器如果無法使用陶缸甕，也可以選擇玻璃容器。

酒精發酵與醋酸發酵過程，會產生熱對流的現象，陶缸的材料特性與缸型會讓內部的熱對流自成一個生態循環體，所以靜置的過程會使整缸的釀造液均勻地進行發酵。

若是要使用不鏽鋼或塑膠材質的容器，則一定要選用耐酸鹼且經無毒測試的容器，否則，長時間的儲放醋液，醋酸會溶解出塑膠容器的有毒物質。

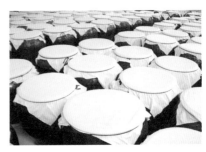
▲陶缸內部的熱對流自成一個生態循環體，整缸釀造液會均勻地進行發酵。

## （4）環境溫度與衛生

### A. 適中的溫度

釀造醋發酵的過程，溫度是很重要的因素，醋液中的微生物跟人類一樣怕熱也怕冷，所以溫度必須適中。溫度高，微生物新陳代謝快，發酵歷程快，所以在台灣夏天下缸的醋早熟；冬天就比較慢熟。

酒精發酵不需要做溫度的控制，但是發酵期程會受溫度影響，溫度愈低發酵速度愈慢，一般在室溫 25 ～ 30℃的環境溫度下，發酵時間約為 48 ～ 72 小時。

以台灣的氣候條件，若能讓醋在 15 ～ 35℃的環境溫度下，基本上腐釀的風險不高，但前提是不能放在沒有遮蔽的戶外。溫度太高，醋液中的有益菌會很難阻撓有害微生

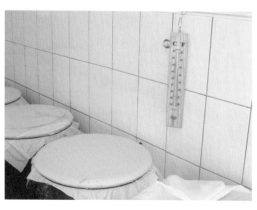

▲酒精發酵一般室溫 25 ～ 30℃，發酵時間約為 48 ～ 72 小時。

物的寄生蔓延。溫度過低，微生物活性降低則發酵不易，所以會下雪的地區，釀造醋的醋缸通常會放置在玻璃屋內。歐洲國家甚至用木桶裝醋，放置在閣樓內。

放在室內釀造的醋要注意空氣流通，因為產酸的醋酸菌需要氧氣，所以空氣含氧量愈高對醋愈好。如果自行在家中小量釀米醋，要特別注意環境空氣與溫度，避免在糖化階段就已經發霉、腐敗。

### B. 注意發酵場所

由於氣候、溫度、溼度等環境條件的不同，不一樣的地方對發酵場所的要求不盡相同，以台灣和日本來說，要注意的地方就不一樣。

在台灣，有些讀者試著在住家的陽台或頂樓釀造米醋，卻發現在糖化階段就整缸發黴發臭。究其原因就是因為放在完全開放的戶外，進行靜置發酵很容易在發酵過程遭受雜菌污染。一旦被微生物污染後，雜菌會抑制酵母菌的生長。酒精發酵過早停止，殘留大量的糖分沒有發酵，酒精量降低，發酵成醋酸的總酸含量低，這樣釀成的米醋，因為醋酸含量低，所以初嚐起來會誤

以為口感溫和就是好醋，其實用這種米醋浸泡水果一段時間後反而整個發出腐敗的怪味。

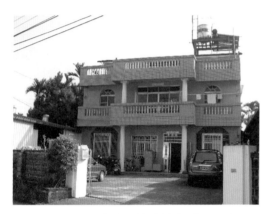

▲在住家的陽台或頂樓釀造米醋，卻發現在糖化階段因為醋酸含量低，就會整缸發霉、發臭。

所以要釀好醋，一定要注意發酵場所環境的清潔衛生，不可輕信蜘蛛絲與灰塵密佈的環境會涵養野生菌，天然釀造的精神是使用純淨的優質原料，不添加化學合成物，但是一定要有嚴格的衛生品管，否則宣稱是天然釀造的純米醋可能不純淨，用來浸泡蔬果後，經過一段時間後反而發生整缸腐敗甚至有惡臭的狀況，不可不慎。

所以，以台灣的氣候狀況來說，最忌諱把陶缸放置在戶外讓陽光直射，以免夏季悶熱潮濕的環境，非常容易招致雜菌污染，導致整缸醋尚未熟成即腐敗發臭。所以，最理想的靜置場所，就是陰涼通風的室內場地。

但以日本鹿兒島釀醋的方式來說，該地做陳釀米醋是把米煮成飯之後，將飯、水與高比例的麴餅種醋一起下缸。使用小口的陶甕容器，避免了雜菌污染的風險。這樣的做法是讓糖化與酒精化一起進行，當酒精發酵持續在進行當中，醋酸發酵也悄悄展開，在長時間的靜置與曝氣中醋逐漸熟成，日本稱此作法為「並列複式發酵法」。

這樣的做法，發酵的場所就會和該地的條件配合，不見得會在室內進行。

## 如何分辨醋的好壞、優劣？

### （1）一般蔬果醋的做法

　　直接以水果發酵而成。因為水果類原料通常含糖較高，因此可直接以酵母菌來進行第一階段的酒精發酵。很多的水果本身就含有酶（又稱酵素），可以在常溫下因為酵母的作用而開始發酵。例如葡萄或未成熟的香蕉，含有澱粉與多聚物，可以透過糖化酶的作用來產生酒精。

　　酵母菌在糖的代謝過程，並不是將所有的糖都百分之百轉化為乙醇，所以未分解的糖會讓酒精化階段的液體嚐起來很甜。換言之，水果加糖，先行發酵成酒，進入酒精化階段就加水，引菌發酵醋酸化，因為先前加入的糖已經分解成二氧化碳、水與酒精（乙醇），殘存的糖會因為被水稀釋而喝不出甜味，這種做法原料成本極低、產量大，口感酸但沒有醇厚感，養分有限。

　　這種應用製作水果酒原理製成的水果醋，經常被廠商以「原釀水果醋」的美名包裝，還偽稱效果好，其實只要一經化驗便可知，此種原釀水果醋其養分根本無法與與有機糙米醋浸泡而成的水果醋相提並論，

這一點只要從原料即可分辨其優劣。因此，讀者不可輕信所謂「原釀」水果醋較好的說法，這種水果醋充其量也只比化學合成醋好。

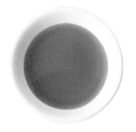

▲應用製作水果酒原理製成的水果醋，經常被廠商以「原釀水果醋」的美名包裝。

　　還有一種劣質水果醋的做法，就是直接用酒精醋或化學合成醋酸，加大量的糖與香料，調製成的水果醋；換言之，雖然稱為水果醋卻不使用天然的水果。

　　劣質釀造醋和優質釀造醋分辨的方法非常簡單，只要記住蔬果香味的來源通常是植物的酯質，天然的元素遇到有機酸，會產生變化，所以香味不會持續強香，隨著微生物的新陳代謝，天然的香味變得淡而沈，只有化學合成的香料，才會持久撲鼻香，那濃烈的香味認真聞起來會覺得膩而虛假。這種工業產物其實是為了節省原料與時間成本。

研究指出，喝這種醋不只是無法調養體質，殘存的糖與酒精還會對肝臟造成傷害。

### （2）天然蔬果醋的做法

是以天然釀造的有機糙米醋來浸泡蔬果而成的蔬果醋。

天然釀造的糙米醋是植物的天然溶劑，可以充分萃取水果的養分，讓水果養分保存在醋中。

最頂級優質的水果醋，當然是使用有機蔬果，浸漬在有機糙米醋中而得的水果醋。讓有機糙米醋充分萃取分解有機蔬果的養分，釀造過程完全不加水，雖然成本較高，但卻是有益健康不可多得的好醋。有強烈信仰與道德感的釀造人，都會堅持選擇有機糙米醋釀製水果醋。

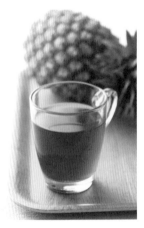

▲天然釀造的糙米醋浸泡有機鳳梨等水果，不需要用糖或麥芽來調味，就可以喝出天然醋品的甘美口味。

消費者可試著自行使用有機糙米醋來浸泡有機蔬果，使用純天然釀造的糙米醋來浸泡有機水果，不需要用糖或麥芽來調味，就可以喝出天然醋品的甘美口味，雖然成本較高，但是不論是在營養價值、功效與口感上都有加倍的效果。

### （3）非天然釀造醋

非天然釀造醋的生產方法有很多種。一般來說，為了讓產量倍增，品質標準化，通常會應用人工挑選培養的單一菌種，並且以化學的方法來抑制其他的菌生長。為了要加速發酵速度，則會添加一些酒精或其他的催化劑。希望滿足消費者的口感，也會摻入一些果漿或食用香料，讓入口的感覺較佳。用大型的不鏽鋼槽或塑膠桶來儲存醋。至於添加各種合成物的比例則是各家的配方了。這樣製作的醋，雖然可以量產，也可以有效降低成本，控制標準化的品質，但不論是風味或效用，都無法和天然釀造醋相比擬。

非天然釀造的醋，原料的配方與製程，各家自有其配方。一般來說，可分為**化學醋、酒精醋、酒粕醋與混合醋**。

## A. 化學醋

化學醋就是以冰醋酸作為原料，直接稀釋，再添加味精與琥珀酸等化學調味料，醋呈清澈無色透明狀，這種化學混合醋在一天之內即可完成生產上市販售。

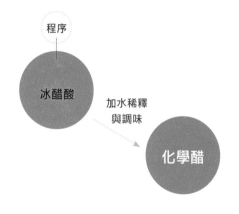

這種醋最常被應用在做料理，例如：客家菜的薑絲炒大腸，灑上這種醋在炒大腸的鍋中，立刻酸味濃嗆。有些農作方法也會用這種化學醋，噴灑農田來達到殺菌滅蟲的效果。化學醋的酸味刺嗆難聞，商品通常會標示不可直接飲用。但是因為價格非常低廉，所以經常被稀釋後廣泛運用，消費者通常間接的食用很多這種醋而不自知，食用化學醋對身體並不好。

## B. 酒精醋

酒精醋是以穀類做為基底，把煮熟的穀物加水先進行糖化，再加入人工培養的酵母菌作為酵母，放入容器中，經過 7 至 10 天靜置做酒精發酵，同時加入食用酒精來做催化。

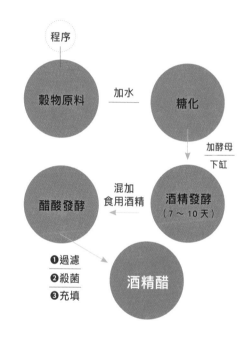

食用酒精的來源有很多種，例如甘蔗煉糖剩下的甘蔗渣，用蒸餾法可取得高純度的食用酒精，馬鈴薯或廢紙漿液也都可以提煉出純度很高的食用酒精。把這些食用酒精放入製醋原料中來加速發酵，生成酒精醋。有些醋產品會以這種醋作為基醋，再添加色素或香料等調味料，製成各種口味的速成醋。利用

酒精添加人工培養的醋酸菌做醋酸發酵，為了壓制其他微生物，也就是其他雜菌，通常會添加其他的製菌劑或以高溫殺菌的方式來處理，益菌醋酸菌多被「殺菌」，製成的醋只剩酸嗆味。

這種做法不需要很長時間的發酵期即可完成生產，這種醋有酸味，也刺嗆，但就是少了醇厚帶勁的溫潤感。

## C. 酒粕醋

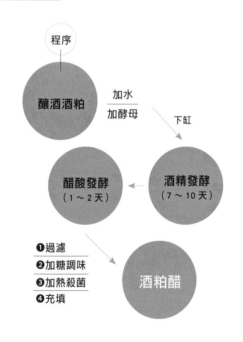

酒粕醋是以製酒剩餘的酒糟粕做為基底，靜置做醋酸發酵，經過過濾加熱殺菌而成。這種製法是利用製酒過程產生的粥狀酒渣，做酒精發酵，生成酒精發酵液，再靜置1至2天醋酸發酵。因為製酒前期原料已經發酵過一次，做醋時把酒渣再發酵一次而取得的酒精發酵液，經由靜置1至2天做醋酸發酵，最後再過濾、加熱殺菌、充填，成為酒粕醋，所以這種做法又稱為三**段式發酵醋**。

這種醋產品不會標明是酒粕醋，而會宣稱是釀造醋。如果是用穀物酒的酒粕做原料，那麼產出的醋，有時候也會被當做基礎醋，再泡製其他蔬果，速成醋就利用色素或人工香料等調味料製成各種口味的水果醋。

酒粕醋中的微生物種類是單一菌種，比較弱勢，生成物很難抵禦黴菌，所以會以高溫滅菌的方式來處理，以避免酒粕醋發霉。加熱滅菌的過程有的會添加糖來調整風味，並降低酸嗆味。這種生產方法所需要的原料成本較低，發酵時間較純天然釀造醋短，容易量產，所以廣泛被運用。

唯穀物原料的營養所剩無幾，醋有酸味，若經過加糖調味，那麼入口的一剎那，會覺得還好，但是

一過喉嚨下嚥後，就會發現少了醇厚回甘生津的喉韻感，但是酒粕醋還是比化學醋好一些。

## D. 混合醋

混合醋的做法，是把已經發酵完成的醋，當作基礎醋，再混合其他原料泡製而成。選用哪一種醋當做基礎醋，幾乎就已決定了混合醋的品質層級。再者，混入的原料也是重要的因素之一。

最劣等的混和醋醋含有大量的化學原料和糖，一入口時就立刻覺得刺嗆難喝，毫無風味或喉韻可言，勉強吞嚥後刺喉噁心感久久不褪。

速成醋使消費者對飲用醋產生負面印象，誤以為醋就是這麼難以下嚥。許多家庭主婦自己在家裡「釀醋」，其實就是這種混合醋。它們把原料加糖，再倒入市售的米醋或高粱醋到容器裡面泡著。

一定要記住「品質源自原料的使用」，唯有優質的原料才會有高品質的混合醋，否則加入大量的糖或蜂蜜，掩蓋嗆味或調味，都只是在欺騙舌頭罷了，對身體的幫助不大。

## （4）好醋辨識法

天然釀造醋與非天然釀造醋所採用的原料與製作方法不同，生產出來的產品在色澤、香氣與口感會明顯不同。

現今台灣對「釀造」的定義與規範並不明確，所以有許多商品都直接標示純釀造，讓人錯誤聯想為自然發酵的食用醋，實際上卻是用不同的原料添加食用酒精，屬於速成發酵而成的酒精醋或混合醋，所以辨識的方法就很重要。

辨識的方法在坊間有一種說法，是宣稱把裝在瓶中的醋，用力搖晃後會產生泡沫並且持久不散的醋就是好的釀造醋，這是不正確的。因為只要醋裡含有大量的糖分，搖

混合醋等次表

| 等次 | 說明 |
| --- | --- |
| 最上等 | 如果選用有機蔬果，將新鮮的蔬果泡在天然釀造醋中，發酵而得混合醋。 |
| 次　等 | 用一般蔬果與天然釀造醋泡製的混合醋。 |
| 最劣等 | 直接用化學冰醋酸稀釋後添加化學調味的果汁、香料和糖精等混合而成的口味。 |

晃之後就會有很多泡沫。至於泡沫停留的時間則與瓶中空氣的有關，所以倒是可以利用搖晃醋來判別是否含有糖。天然釀造醋與非天然釀造醋的差異的比較，如下表。

**如何辨識醋的優劣呢？**

這點可以善用您的感官，用眼睛看、用鼻子聞、用嘴巴嚐，並用心體會。純天然釀造醋會有沉澱物，絕對不會清澈透光，文字標示不會有您看不懂的化學原料名稱。開瓶後聞醋的氣味，絕不會刺嗆衝鼻，果醋也不會濃香，而應該是發酵的天然氣味，並非原來果實的味道。喝進口中綿酸甘醇不會尖酸鎖喉。純天然釀造醋直接飲用並不會有灼傷食道或傷害身體，偶爾品嚐原醋更不會傷害身體。

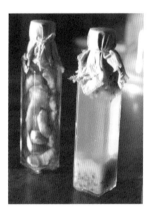

▲純天然釀造醋會有沉澱物，絕對不會清澈透光。

各等級醋的比較表

| 項目 | 純天然釀造醋 👍 | 酒粕醋 | 酒精醋 | 化學醋 |
|---|---|---|---|---|
| 原料 | 天然的穀物蔬果 | 蒸餾酒剩下的酒糟 | 食用酒精 | 化學冰醋酸 |
| 養分 | 胺基酸、維生素、微量元素（礦物質）、有機酸、酵素、益生菌 | 酒糟殘留的營養與醋酸 | 醋酸 | 無 |
| 視覺 | 濃濁帶有沉澱物 | 有沉澱物 | 清澈透光 | 透明無色如水 |
| 嗅覺 | 柔酸有香氣 | 酸味強 | 刺鼻 | 刺嗆 |
| 口感 | 綿酸回甘多層次 | 單薄濃酸不回甘 | 尖酸 | 辛辣 |
| 浸泡 | 萃取力優 | 萃取力弱 | 不宜 | 不宜飲用 |
| 功效 | 調理身體機能 | 提供酸味 | 防腐 | 殺菌 |
| 用途 | 飲用、調味、浸泡蔬果、外敷 | 調味、料理、外敷 | 清潔 | 消毒滅菌 |

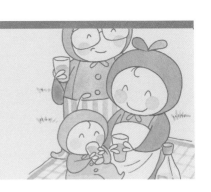

# 第4章
# 自釀醋 Q&A

## Q1. 釀造的環境條件

　　純天然釀造需要乾淨的水、清淨的空氣、適合的溫度。因為自來水中通常含有氯，必須煮沸除氯再用。擺放陶缸的地方環境一定要清潔並且空氣流通，含氧量愈高愈好，因為醋酸化階段需要氧氣。千萬不要放在悶熱的頂樓或人出入頻繁的客廳、廚房或房間。

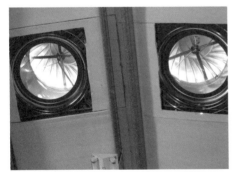

▲要有通風設備，醋才不會「悶壞了」！

## Q2. 如何選用釀造材料

　　釀造醋的材料，只要是富含可發酵性糖的無毒材料都可以當做釀醋的原料。醋主要的成分是醋酸，但是除了醋酸的含量以外，造就特殊芳香口感與營養的物質卻是來自原料的養分，原料豐富的營養素能供給醋酸菌能生長與代謝。不過栽培過程不要施用化學肥料與農藥的原料品質會更好。

　　原料的營養愈完整，能供給好菌的營養就愈充足，熟成的醋風味與效用就會愈高。以稻米為例：糯米糖化速度比較快，但是糙米的營養成分多樣。

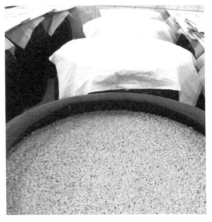

▲有機糙米是平凡中見偉大的神奇原料，不只是天然釀造醋的基底，更是醋療改善百病的健康來源。

## Q3. 釀造要準備哪些設備器材？

純天然釀造醋需要的器材有蒸煮器具、陶缸、紗布、鬆緊帶或繩子。如果是用穀物當原料，都必須經過蒸煮的步驟。一般家庭用來煮飯的電鍋即可，瓦斯爐煮亦可。

釀造用具以陶缸為上選，能透氣是最重要的，陶缸能形成一個自然上下循環的體系，有利醋酸形成；而且必須是寬口的陶缸，一般釀酒用的陶甕不適合，因為開口小，氧氣不易進入，醋酸化的速度慢又容易腐釀。酒甕只適合用來收納已經熟成的醋。或者是用熟成的醋浸泡水果才能用小口徑的酒甕。務必把容器洗乾淨擦乾，可以用 75％濃度的酒精滅雜菌。

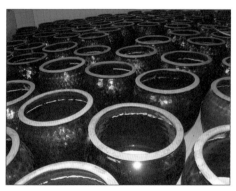

▲寬口陶缸能形成一個自然上下循環的體系，有利醋酸形成。

## Q4. 釀造醋有季節的限制嗎？

季節的選擇其實是指氣溫對發酵的影響。很多手工釀米酒的釀造人會說：「夏天不能釀酒容易壞，冬天才能釀。」這句話不完全對。

真正的原因是因為微生物在分解原料的澱粉過程會產生熱，如果釀造環境氣溫偏高，發酵產生的熱又不能順利散熱，溫度不斷升高，最後反而會把麴菌中的酵母菌殺死，發酵尚不完全就產生酸敗的現象，所以只要注意發酵環境的溫度與散熱情況即可。

## Q5. 米要煮到什麼樣的軟硬程度？煮熟後要不要等涼了之後再加米麴？

米清洗乾淨後，先泡水四十分鐘，再蒸煮成飯。可以用電鍋煮，也可以用瓦斯爐煮。飯煮熟取出攤開散熱，等飯涼以後再加米麴，飯的溫度約 30 ～ 36℃，就是不燙手時，拌勻米麴即可準備放入陶缸中。

煮飯要注意一定要把米心煮熟

透，但是不要糊糊的，因為糊糊的表示含水分太高，那麼透氣性就會變差，飯拌菌下缸後，根黴菌只能在表面生長繁殖，菌長不好，糖化力就不好。糖化力不好會使米心內部變異形成雜菌生長，會出現怪味。

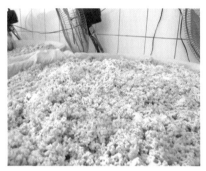

▲飯不燙手，拌勻米麴就可放入陶缸中。

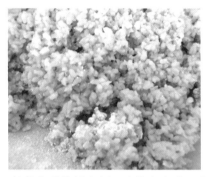

▲粒粒飽滿的糙米飯，才能幻化成最佳的糙米醋。

## Q6. 米麴是什麼？釀米酒的麴能不能用？

　　米麴就是載著微生物來發酵原料的媒介，米麴又稱：「白殼」或「酒餅」，釀米酒的米麴可以用來釀醋。

釀醋的第一階段糖化的微生物，主要是根黴菌與米麴菌，這兩種微生物能將澱粉分解成糖，酵母菌接著把糖分解為酒精。先成酒，再變醋，所以釀米酒的麴可以用來釀醋。

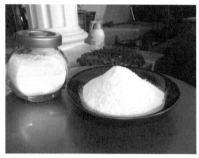

▲白色米麴又稱：「白殼」或「酒餅」。

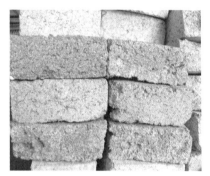

▲外型像磚頭，硬度也像磚頭的酒餅（根本應該叫酒磚才是）。

## Q7. 米麴上面的菌是從哪裡來的？要怎麼做？

　　米麴上的菌是本來就附著在中草藥上，透過人再大量培養的。台灣的米麴做法是用生米加中草藥泡水，磨成米漿，再把水分榨出來，

搓成白色湯圓狀，排在稻草或稻殼上，上面再覆蓋稻草或麻布，靜置讓菌開始繁殖，約三至四天後，拿去曬乾或用乾燥機低溫烘乾，低溫烘乾時不可超過38℃，之後就是米麴。如果已經有老麴，則可以直接用老麴加生米，磨成米漿去水分後，再裹上老麴粉，其他步驟跟上述相同。

生米加的中草藥是各家配方，常用的中草藥是辣蓼草、桑葉、紫蘇、桂皮、薑、花椒、香菇、薄荷、茴香、香蕉花、甘草、橘葉、陳皮、九層塔等各種植物或藥草。一般在中藥房或南北貨商行都可以買到米麴。

## Q8. 糙米與米麴的比例是多少？米麴多寡有什麼影響？

糙米煮成飯之後，飯與米麴的重量比，最少要10：1。因為一般中藥行或南北貨商店販賣的米麴（白殼），通常沒有篩選純化強勢菌種，如果放的米麴量不足很容易腐釀。所以多放一些米麴無妨。

## Q9. 糖化要多久？何時可以加水

只要發酵溫度條件適合，根黴菌就開始大量繁殖，分泌出酵素來分解澱粉進行糖化。換言之，拌好麴的飯看起來會覺得變濕濕的，而且溫度會升高，糖化是一個連續的過程，通常溫度適宜，拌好米麴的飯，第二天就開始糖化出水，整缸糖化完成大約需要72小時，此時出水的糖分非常高，可以加水。

## Q10. 糖化以後加水的比例？加進去的水有沒有什麼限制？

糖化後加水的比例，各家不同，原則上不要超過三倍的水量。加水有利微生物運動並降溫。加進去的水，最重要的是要乾淨，不能用生水會有雜菌。也不能用自來水，自來水中的氯會把好菌殺光光，好菌無法生長繁殖，導致發酵停止。

## Q11. 加水以後要不要攪拌？攪拌多久？

加水以後，前 2 ～ 3 天，最好早晚各攪拌一次，以增加水中的溶氧量，這樣可以讓酵母菌快速繁殖，也能讓浮上來的米飯粒均勻的吸收水分沉入缸底，避免被雜菌感染。連續攪拌兩三天，含氧量就足夠了，就不要再攪了，要讓酵母菌進行酒精化。

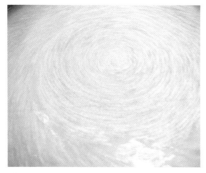

▲飯不燙手，拌勻米麴就可放入陶缸中。

## Q12. 容器要不要蓋起來？用什麼材料蓋？

剛開始米飯拌麴後只要用乾淨的布，把容器蓋住即可。加水後兩三天要早晚攪拌，所以也要繼續用布蓋住，缸緣可以用鬆緊帶或大橡皮筋套好就好了。等酵母菌生長的量足夠之後，酵母菌就要做酒精發酵。

酒精發酵不需要氧氣。所以可以用一層厚的塑膠布或重一點的蓋子，缸口綁緊來讓酒精發酵得比較完全。再過兩週，大約 10 ～ 15 天，**酒精發酵完成**，就可以把塑膠布再換成一般有小孔隙的紗布，一定要換掉，否則塑膠不透氣，氧氣進不去，不能醋酸化，會一直有酒味。

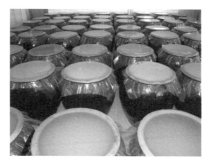

▲酒精發酵用重的塑膠布綁緊蓋住，才能發酵完全。

## Q13. 為什麼開始有酒味時，覺得在發熱，而且會冒泡泡？

飯拌麴加了水以後，這個混合物稱為：「醪」。原來麴裡的根黴菌與米麴菌開始把澱粉分解成糖類，酵母菌又把糖分解成酒精、二氧化碳與熱能，這是一個放熱的過程，因為產出酒精，所以會開始覺得有

酒味，因為產生熱能，所以溫度會升高，而冒的氣泡就是二氧化碳。這些現象就是在酒精發酵，都是正常的好現象。

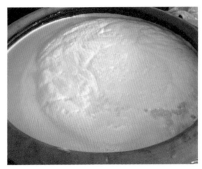

▲這個「醪」看起來就像是美酒的樣子，但真當酒喝下去的話，絕世好藥可就泡湯了！

## Q14. 要不要去攪動發酵中的醋液？多久要攪動一次？

成為醪的初期兩三天要早晚攪動。酒精發酵時不需要氧氣，所以完全不要攪拌。等待十四天，讓糖類分解為酒精之後，再繼續攪動。原則上一個星期，攪動一次即可。用來攪拌的器具一定要洗乾淨晾乾，輕輕攪動讓空氣進入液體中即可，如果釀醋的周圍環境空氣流通又清新乾淨，其實不攪動也無妨。

## Q15. 液化表面出現像蜘蛛絲網狀的黃色薄膜是正常的嗎？

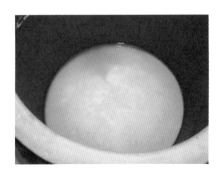

好菌不斷新陳代謝的過程，會產生菌膜，在液體表面看到像蜘蛛絲網狀的黃色薄膜是菌膜，甚至會有一些像油脂的物質，那是穀物的脂肪與蛋白質，這些都是正常的現象，不是壞掉，不必擔心。

## Q16. 什麼是野生醋酸菌？

空氣中本來就有醋酸菌。當然也可以買到純化過的醋酸菌，不過傳統做法就是讓空氣進入即可。所謂野生醋酸菌就是指本來就存在空氣中的醋酸菌。當酵母菌把原料的糖類分解為酒精，酒精濃度愈來愈高，液體接觸到氧氣，就會開始慢慢變酸，此時醋酸菌變開始做醋酸

發酵。寬口的容器能增加接觸氧氣的面積，幫助醋酸菌有效的酒精（乙醇）轉化為醋酸。

## Q17. 如果醋釀壞了，看得出來嗎？

如果米麴上的菌不夠強勢，而雜菌入侵，發酵中的醋液表面會有雜菌的菌膜，只要不是使用黑麴菌，那麼若出現黑色的菌孢子通常就是被感染了；有的是墨綠色。如果腐敗了，聞起來會有腐臭味。所以一定看得出來，此時只能倒掉，沒有任何補救的方法。不要迷信加鹽制菌，或用什麼灌氧氣的方法能救起來。

## Q18. 能不能用釀好的醋當菌母直接倒一些進去幫助發酵？

在醋酸化階段，若因為容器本身是新的，或者醋酸菌一直無法聚集，發酵中的醪一直沒有醋酸化的過程，但也沒有腐敗。發酵好像一直停滯不前，可以用熟成的米醋或

醋精加一些進去誘發醋酸化。

## Q19. 醋熟成之後要不要加熱煮過？

醋酸化之後，只要醋酸含量足夠，即已熟成穩定。醋中含有醋酸與益生菌，是天然的防腐劑，已能抗菌，不需要加熱。加熱過的醋，活性完全消失，很多營養都被破壞殆盡，特別是中介物質酵素完全消失，十分可惜。

## Q20. 釀米醋成熟後，要不要把沉澱在缸底的米漿渣過濾掉？

醋酸化階段順利完成後，建議可以讓米漿渣自然沉澱以後，把上層的米醋過濾出來，繼續儲放陳釀，只要醋酸濃度足夠，不僅不會壞，而且會愈陳愈香醇。

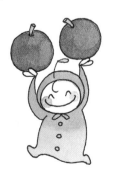

## Q21. 什麼是「基醋」？糙米醋、玄米醋有什麼差別？

基醋是基礎醋的意思，所有用來浸泡蔬果的穀物釀成的醋，都可以稱為基醋。糙米醋是指用糙米發酵釀造成的醋，糙米不是品種，而是指稻米採收後，加工的程度，糙米通常會保留米粒外層的麩皮，呈現出金黃色的色澤。日本的「玄米」就是台灣稱的「糙米」。

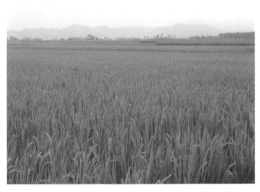

▲有優良的天然無毒有機稻，才能產出有機糙米，也才是真正的「有機黃金」。

## Q22. 用米醋釀水果醋，容器開口要不要密封？

因為用做基醋的米醋已經熟成，浸泡水果時不需要再接觸氧氣，所以要加蓋子來防止雜菌灰塵掉入。容器用陶或玻璃，開口用一般塑膠蓋沒關係，只要注意別讓醋直接接觸蓋子即可。特別提醒不要用軟木塞，軟木塞很容易長霉菌。

## Q23. 自己釀的水果醋曬到太陽會不會壞掉？

天然釀造醋曬到太陽不會壞掉。但是醋中的好菌會因為溫度升高，加速生命週期新陳代謝，原料的成分也會因陽光產生變化。感官可感受的是醋的顏色會變深，例如金黃變褐色。嚐起來會覺得酸度降低，有一種陽光的味道，至於好喝與否，真是如人飲水，冷暖自知。

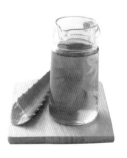

## Q24. 釀水果醋一定要放糖嗎？

釀水果醋不一定要放糖。糖有兩個功能，一是讓醋的口感變好喝；另一則是糖是碳水化合物，能供給醋中好菌養分，讓需要碳的好菌維持活力。但是絕不能放太多，放多了不僅會讓蔬果急速收縮，還會產生糖窒息，抑制好菌的生命力，同時也破壞了醋的效果。

## Q25. 水果醋釀多久才能喝？

熟成的基醋本來就能喝，拿基醋來浸泡蔬果，理論上隨時都可以喝。但是給好醋一些時間去萃取分解蔬果的營養，醋的風味會更飽滿濃郁。同時，只要存放在陰涼且陽光不會直射處，不只不會壞，還會跟酒一樣「愈陳愈香」。

## Q26. 如果已經釀好的水果醋，水果渣要不要取出來？

水果只要完全浸泡在醋液中，就不會腐敗，熟成後不需要立刻過濾取出來，果肉會分解成類似「水果渣」的物質，那也是營養物質之一，不需要取出，要喝的時候整瓶醋搖一搖，和醋液充分混合後，一起飲用即可。

如果要開始喝，建議就過濾出來，裝在一般小口的玻璃瓶，這樣倒醋方便又不易感染，因為浸泡的玻璃容器開口較大，每次用湯匙取醋被雜菌入侵的機率較高。

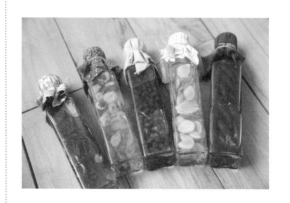

## Q27. 釀造水果醋要不要冷藏？萬一已經冰過再拿出來會壞掉嗎？

釀造醋是最天然的防腐劑。醋裡醋酸能抑制腐敗菌興起，所以醋完全不需要冷藏。如果把醋放到冰箱去，醋裡的好菌有些會衰竭，有些會睡著，從冰箱拿出來不會壞掉，還是能喝。只是別再反覆進出冰箱了。

## Q28. 為什麼有些水果醋浸泡後會出現一層像果凍的物質浮在上層？

有些水果例如：芭樂、柳丁、蘋果、鳳梨因為含有較多果膠，所以釀造過程醋液會顯得很濃稠，甚至凝結成果凍狀，那是醋酸菌膜。那是天然果膠，屬可溶性纖維質，可以取出來吃。

## Q29. 要不要把釀造醋裡的沉澱物完全去除？

釀造醋的蔬果沉澱物不需要完全去除，可以安心飲用。因為釀造醋的沉澱物通常是蔬果纖維、木質素與果膠。可溶性纖維分解後會溶在醋液中變為黏稠狀，這些沉澱物看起來不起眼，但是對人體健康卻有幫助，特別是能降低人體消化系統與腸道罹病的機率。

## Q30. 為什麼糙米醋能再釀水果而不會壞？醋有沒有保存期限？

在沒有冰箱與化學防腐劑的年代，人們保存食物的方法有日曬乾燥、鹽漬、煙燻與醋浸泡。用醋來浸泡食物能防腐保存的原因是，醋的主成分醋酸能抑制大多數具有毒性的細菌與霉菌生長。

純天然釀造醋在歐洲經常是標示永久保存，理論上只要酸度足夠，醋是不會腐敗的，在常溫下保存是不會腐敗的。但是台灣比較潮溼，要注意別讓水分進去以免受感染。

# Q31. 酵素是什麼？

酵素（Enzyme）是酶，這個字源自希臘，意即「在酵母中」，酵素是細胞裡的催化劑，他們會催化物質裡含有的澱粉、蛋白質、磷脂、醣類、多醣類（含在植物的澱粉與動物肝糖中）和脂肪酸起反應。酵素可以加速許多化學反應，包括氧化作用、加水分解和合成反應。

酵素是微生物分泌出來的中介物質，它存在自然界所有有生命的動植物身上，酵素的種類繁多，科學可辨識的酵素不過數千種。當微生物分解穀類蔬果的過程也都會分泌出各種酵素，而我們人類的身體裡面也有各種酵素來幫忙消化、代謝、循環與吸收。所以酵素不是營養素，是中介物質。

# Q32. 酵素與醋有什麼不同？

純天然釀造的醋所用的穀類蔬果原本就有酵素，經由好菌的生命運動發酵，就會產出更多種不同的酵素，加上醋酸菌的作用，所以含有豐富的養分與有機酸，嚐起來口感是酸的，醋存在歷史超過一萬年。

一般市售酵素商品，基本上是把「酵素」做為商品的名稱，商品型態有液態、粉狀或膠囊。各種商品的原料與風味或宣稱的效果，有很大的差異，無法一一比較。

有一種將多種蔬果與藥材泡大量的蔗糖、寡糖、麥芽或蜂蜜，其實那就是釀酒，因為糖一定會分解出二氧化碳和酒精。因為只是靜置，又糖的濃度異常高，口感有時無法辨識酒精的濃度很高，飲用這種濃稠甜膩的液體，其中固然有蔬果的酵素，但是可能喝到更多的糖分與發酵中的酒精。

# Q33. 自釀酵素為什麼有酒味？

發酵的原理放諸四海皆準，許多人自認為是釀造酵素，殊不知是在釀水果酒或綜合水果酒，最後質疑為什麼有酒味？水果酒是酒，理所當然有酒味。

不論用幾種水果，添加蔗糖、麥芽或蜂蜜，靜置發酵的過程，水果本身帶來的微生物就會開始發酵，

不論是植物的果糖或添加的糖類加速了化學反應，會分解二氧化碳、水、酒精（乙醇）。因為怕發酵時感染，所以通常把蓋子旋緊，發酵經歷第一階段酒精化之後，就停滯了，所以含有高量的酒精與糖，這就是酒；也可以稱為「含有酵素的甜味水果酒」，嚐起來的口感當然是甜的並帶有酒味。

當然，有些廠商應用微生物發酵的酵素，會利用乳酸菌來轉化糖，同時控制酒精發酵的程度，利用微生物來阻止醋酸發酵，所以沒有酒味，也不會酸，那也是另一種稱為「酵素」的商品。

## Q34. 自釀水果醋會有酒味的問題嗎？

用純天然釀造醋做基底醋來釀造水果醋並不會產生酒味，因為醋酸菌會把水果本身的糖發酵後產出的酒精，轉換成醋酸，因此水果醋嚐起來口感是酸的。除非是過度放糖，又緊密封瓶口，整個醋缺氧，醋酸菌無法作用。所以最安全的做法就是用未經加熱的釀造糙米醋，

不要放糖來釀水果醋就不會有酒味的問題了。

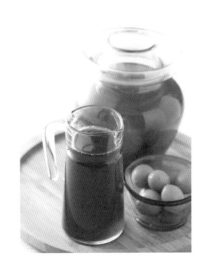

## Q35. 用酒釀跟醋釀食材會有什麼不同？

從一個很簡單的實驗可以發現其差異，有興趣的人可以做做看。就是把相同的材料，用透明的玻璃瓶，分別泡在米酒和純米醋裡面密封起來，過幾天之後，您會發現泡米酒和泡純米醋那兩瓶會產生截然不同的變化。

以苦瓜來說，同一株樹採下來的兩條苦瓜，顏色是淡橙色，大小一樣，同一時間分別放入米酒中與純米醋中，浸泡一個禮拜之後，在純米醋裡的苦瓜，因為醋不斷將苦

瓜的營養精華萃取出來，所以色澤愈來愈深，沉澱物一直增加；反觀泡在米酒中的苦瓜，外型沒有什麼改變，但是因為酒精的作用，所以苦瓜的顏色變成慘白色。

以上兩者喝起來的風味截然不同，苦瓜醋喝起來感覺是酸中帶有很濃郁回甘之感，清涼退火，回味無窮。

# Q36. 糙米醋能用擦的嗎？怎樣擦最有效？

當然可以，天然釀造醋成分完全天然，可以喝、可以入菜，還能夠擦或塗抹在身上，當作身體保養品。本文提供相關以下方法給大家參考。

## 運用範圍

以有機全糙米做為單一原料，經過微生物發酵後陳釀而成的糙米醋，含有多種胺基酸、礦物質與微生素，特別是維生素 B 群與脂溶性維生素 A、D、E、K，有機酸等豐富的營養素。這些成分都是我們的身體與肌膚需要的營養素，因此糙米醋與醋精可以用來飲用，也可以用來保養調理全身肌膚與頭皮，醋中的有機酸能抗菌、消炎；營養素能修護皮膚細胞，不分性別年齡均可使用。

## 怎樣擦？步驟為何？

可以將糙米醋或醋精直接擦拭身體皮膚，如果是皮膚已經發炎潰爛，則建議先用 2 分飲用水加 1 分醋稀釋之後再擦拭皮膚，如果皮膚會刺激感覺是正常的，幾分鐘後就緩解了，特別敏感型的皮膚可以稀釋多一點飲用水。用醋來敷臉或塗抹皮膚建議也要用飲用水稀釋，頭皮部分可以在洗頭髮之後，直接取用醋精按摩頭皮，擦拭後都不需要再清洗。

## 注意事項

釀造的醋精營養十分豐富，只要是純天然無添加的醋精，靜置之後一定會自然沉澱，使用前先搖均勻，取用時不要用手或化妝棉對著瓶口，以免將雜菌送入醋液中。醋精的瓶口一定要保持乾淨，放置常溫即可不需冷藏。

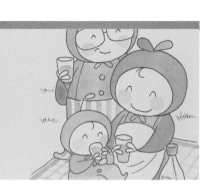

# 第5章
# 純天然釀造醋的營養成分

## 純天然釀造醋胺基酸特高

醋的原料與製程決定最終的品質，醋的品質與營養成分密切相關。

現代食品化工的技術幾乎可以讓人類的嗅覺與味覺迷失，而失去分辨的能力。所以從知識原理切入，再配合實際的感官經驗，便能真正認識好醋為何物。

有機糙米醋與一般用水果直接加糖發酵的水果醋，兩種醋最大的差別是胺基酸含量。糙米醋其胺基酸的含量是一般水果醋的6倍，特別是人體無法自行合成的必需胺基酸都可以從糙米醋攝取到。水果通常含有豐富的醣類、有機酸與維生素，但是胺基酸含量極微。

所以天然釀造的有機糙米醋是養生保健首選的好醋。如果偏好水果芳香口感則可選用以有機糙米醋與天然水果陳釀而成的水果醋。天然釀造的米醋是植物的天然溶劑，可以充分萃取水果的養分，讓水果養分保存在醋中。所以試著自行在家用糙米醋來浸泡蔬果，使用純天然釀造的糙米醋來浸泡有機水果，不需要用糖或麥芽糖來調味，就可喝出天然醋品的甘美口味（梅子醋例外），雖然成本較高，但是不論是在營養價值、功效與口感上都有加倍的效果。

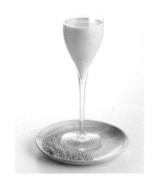

▲糙米醋胺基酸的含量是一般水果醋的6倍，是養生保健首選的好醋。

## 其餘的營養成分

釀造醋除了胺基酸以外，最主要還含有維生素、微量元素（礦物質）、有機酸、醋酸菌、酵素等豐富營養素。

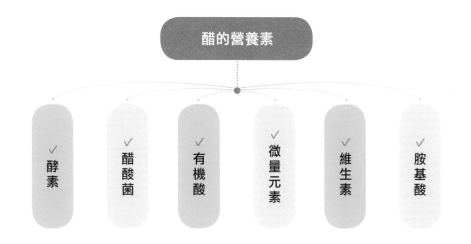

醋的營養素

✓ 酵素　✓ 醋酸菌　✓ 有機酸　✓ 微量元素　✓ 維生素　✓ 胺基酸

　　微量元素（礦物質）是人體製造酵素、血紅素、胰島素與荷爾蒙的重要合成元素。有機酸包括：醋酸、檸檬酸、琥珀酸、蘋果酸等等，這些有機酸能迅速將體內因消化分解而產生的廢物的乳酸與尿酸，分解排出體外，而且沒有副作用。

　　醋中的檸檬酸可以有效分解乳酸，有助消除疲勞，並鎮定神經系統。醋酸菌，菌叢多樣性高，醋酸菌會改變腸道中菌叢的生態，抑制壞菌繁殖，因而增強免疫能力，可讓消化系統與排泄功能趨於正常，毒素不在身體內囤積。釀造醋經過長時間的自然發酵，所以含有豐富的維生素。其中，維生素 B 群可幫助鈣的吸收。

　　這些營養素與人體的關聯性，起因於我們攝取的各種食物，進入體內之後，澱粉分解為葡萄糖，蛋白質分解為胺基酸，脂肪分解為甘油與脂肪酸，這些分解的過程叫做「消化」，當食物中的養分經過分解消化之後，一部分用來補充身體組織所需的熱能，一部分儲存起來備用，其他對身體沒有幫助的就成為廢物排出體外，健康的血液會呈弱鹼性，保持弱鹼的體質就能抵禦疾病。

　　我們身體中四大排除毒素的器官，分別是肝臟、肺臟、腎臟與皮膚，這些器官會自動分工互相輔助，讓身體維持平衡。萬一身體器官組織的功能不健全，無法有效清除那

些廢物，廢物便會積存在身體裡，長期如此身體就會感覺不適，甚至產生疾病。

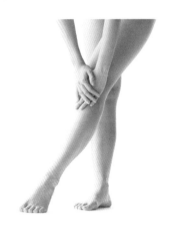

▲皮膚是身體四大排除毒素的器官之一，如果無法有效清除廢物，自然很可能會產生疾病。

現代人因為生活飲食不正常，加上工作壓力造成情緒緊張，經常煩躁不安，這會使體質逐漸變成酸性，內臟負荷過高，會產生痠痛、肌肉僵硬，容易感覺到疲勞，抵抗力減弱了，感染疾病的機率變高。醋的營養素能有效的促進身體新陳代謝，徹底改善身體不適的症狀，讓人重拾健康。

## 釀造醋的種類

從產品的種類來比較，可看出各個國家都會選擇在地生產或容易取得的農產品做為醋的原料，這樣的商品除了比較具有競爭力，其實從生態的觀點來看，一方土餵養一方人，也意味著不同地方的環境元素，會孕育出各有特色農產與文化。孰優孰劣？端看從什麼角度與觀點切入。

做醋的原料，有非常多選擇，一般來說只要發酵過程順利，不會因為水氣或雜菌入侵而導致發酵失敗，熟成之後，風味不錯的材料，

| 種類 | 原料 |
|---|---|
| 穀物醋 | 糙米、糯米、白米、黑米、蕎麥、高粱。 |
| 蔬果醋 | 南瓜、牛蒡、甜菜根、梅子、李子、鳳梨、檸檬、橄欖、蘆薈、蘋果、桑椹、蕃茄、葡萄、水蜜桃、梨子、金棗、、柿子、桂圓、百香果、嘉麗寶果、佛手柑、木瓜、紅蘿蔔、白蘿蔔。 |
| 草木醋 | 1.松樹、桂花、菊花、蓮花、玫瑰花、茉莉花、洛神花、明日葉、小麥草、紫蘇、大蒜、薑黃、辣椒等。<br>2.香草植物，薰衣草、迷迭香、鼠尾草、薄荷、檸檬香茅、羅勒、玫瑰天竺葵、百里香、時蘿、茴香等。 |

都可以用來釀醋。不同的材料，醋的味道與香氣會有所差別。醋的製作方法不同，則決定了醋的品質與風味。如果以製醋應用的主原料種類來分，醋可大項分穀物醋、蔬果醋與草木醋。

穀物醋、蔬果醋與草木醋等醋，在風味與效用上各有千秋。

## （1）穀物醋

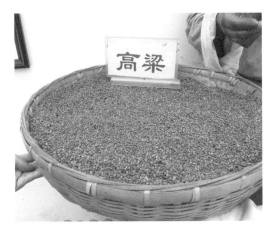

▲高粱釀出的老陳醋等穀物醋的酸度比較高，適合用來做泡醋的基醋。

一般來說，穀物醋的酸度比較高，適合用來做泡醋的基醋或醃漬小菜，嗜酸者可直接稀釋領開水飲用。以純米醋為例，醋的酸味濃郁帶勁、入口柔和，吞入後喉頭會有回甘之感。果實醋是一般大眾較能接受的口味，因為許多水果本身即具有甜味，而且釀造時，為了增加香醇感，還會加糖，所以入口時會覺得很好喝。

## （2）蔬果醋

蔬果醋除了飲用之外，也常被用來佐菜做沙拉，如：梅子醋加入蔬果沙拉中風味迷人。一般俗稱的紅醋，就是葡萄醋，用來佐勾芡的羹品非常適合。蘋果醋呈淡淡的酸味，因為蘋果經過發酵之後，新鮮的果香味已轉換成一種深沉而濃厚的果酸香味。新鮮蘋果原始的香味氧化後會轉換為一般消費者熟悉的蘋果香味，大多是人工香味，也就是化學合成品的香味，所以飲用蘋果醋之前，不要期待它會符合您對蘋果風味的想像。

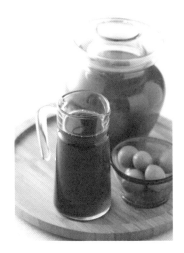

▲梅子醋等蔬果醋除了飲用之外，也常被用來佐菜做沙拉。

### （3）草木醋

草木醋的風味則比較具有特殊性，例如迷迭香、桂花、菊花、茉莉花這類的花草具有特殊的濃郁香味，很令品嚐者著迷，但是釀造時間不宜過長，建議一週後就把花朵過濾出來，飲用或入菜兩相宜。

過去消費者會習慣將中藥藥材泡在米酒或高粱酒中，成為自製的補藥酒。其實可以嘗試把藥材泡在醋中，滋補調理的效果更好。因為，罹患高血壓或體質比較躁熱的人，並不適合喝酒，而且酒精會刺激我們的腸胃及神經，但是喝醋就沒有這些顧慮了。

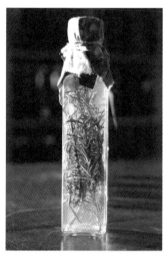

▲迷迭香等草木醋風味具有特殊性，建議一週後就把草木過濾出來，飲用或入菜兩相宜。

### 釀造醋保存方法

未開封的釀造醋是愈陳愈香醇。隨著時間流逝，醋的色澤會有一些變化，顏色通常是變得比較深沉。在此必須特別提醒的是，即使是存放多年的純米醋，色澤會變得比較趨向褐色，但是絕不會像醬油的色澤那樣烏黑。一般在超市購買的烏醋，是添加很多合成物與色素調味過的合成醋。

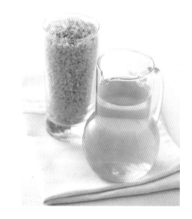

▲未開封的釀造醋是愈陳愈香醇，存放多年的純米醋色澤會趨向褐色，卻非烏黑。

如果已將醋開封飲用，最好能盡快飲用完畢。因為每一次開罐飲用時，都可能會因為空氣中的雜菌或水分的滲入而影響品質。如果已侵入瓶子，那麼醋液表面會形成一層白色的薄膜，這樣的醋仍然可以

飲用，但是風味會有些遜色。但是侵入的壞菌數如果過多，醋的表面會變成黑色或綠霉色的薄膜，就有害人體，不能飲用了。

　　開封後醋的保存方式，要注意避免陽光直射，也不要放在瓦斯爐台周圍或微波爐旁。更不要把醋冰在冰箱，以免降低醋酸菌的活性。總之，放置在常溫下並注意將瓶蓋蓋好，就能使醋保持在最佳狀態。釀造醋如果應用在烹調食物，就要避免直接烹煮，最好是當菜離開火源時，再把醋加入菜餚中，以免好的醋酸菌不耐高溫失去效用。

　　飲用醋時，加水稀釋，也盡量避免用滾燙的熱水直接與原醋稀釋，好讓醋的活性保持在最佳狀態。為了攜帶方便把醋分裝到其他容器，要特別注意，不要把原醋液裝入塑膠容器，除非是用水稀釋過才可以，但也盡量在二十四小時內喝完。若是換裝到其他非塑膠容器，例如玻璃或陶器，要記得清洗乾淨後晾乾再裝入醋。

　　一般家庭的清潔餐具或家庭去污殺菌，用市售合成醋即可，天然釀造醋還是用來飲用或做料理食用就好，用來清潔就有些浪費了。

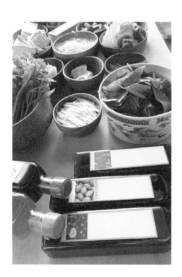

▲用釀造醋烹調食物，是當菜餚離開火源時，再把醋加入菜餚中，以免好的醋酸菌不耐高溫失去效用。

# 第3部
# 健康原點：臺灣釀造優醋

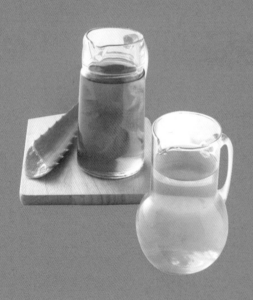

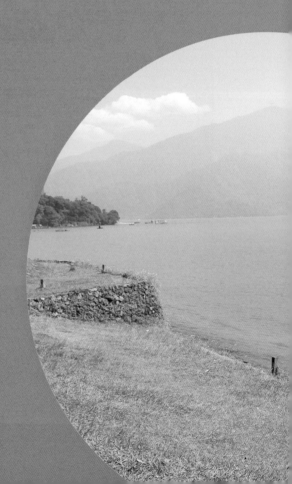

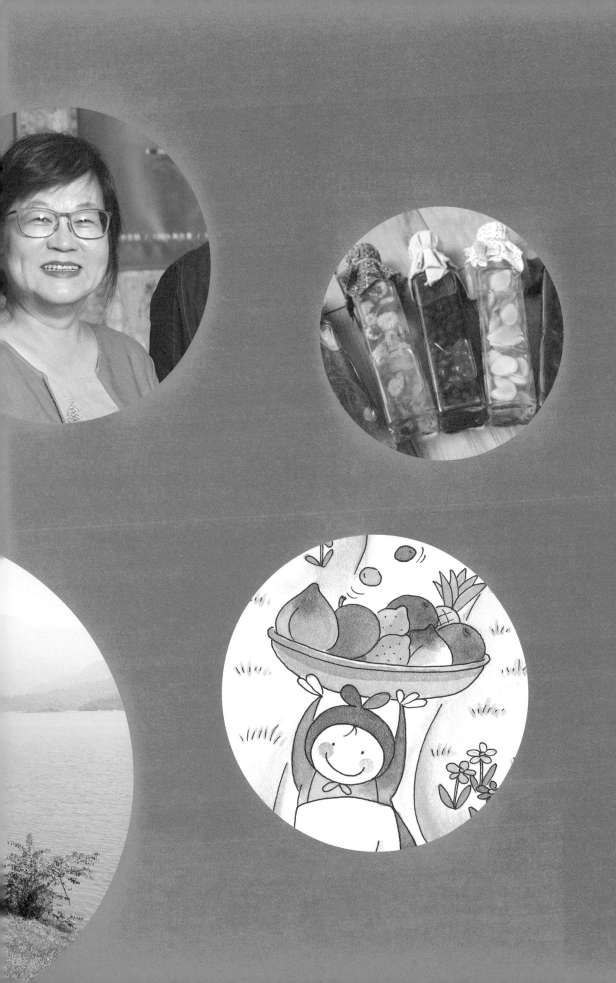

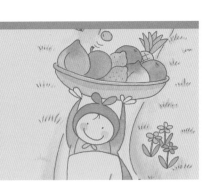

# 第1章
# 日月潭
## 是台灣釀造醋原鄉

### 「山中有水、水旁有山」的魚池鄉

台灣是美麗的寶島，多樣的生態環境，從高山、森林、湖泊、平原與荒野，皆蘊育著豐富的生物。土地是生命的泉源；農民倚靠土地孕育了各式各樣的農作物，滿足生活所需。求學時期的我，從關切生態環境到農業發展，轉而想鼓勵農民以釀造來開展新局，釀造能讓農作物千變萬化，創造出新的生命。如此生態環境、經濟發展與人民健康三者能共榮並存，年輕時懷抱的理想與熱情未曾消逝。從研究醋、寫書推廣到釀醋，把醋推向國際舞台，其中經歷許多非預期的際遇，選擇在南投魚池定居釀醋，我們心中總是充滿感謝。

南投縣位於台灣地理的中心，純淨的空氣、優質的礦泉水源、舒適的氣候；這些自然條件多年來一直都吸引著無數的新入農者、藝術家、修行人與夢想過田園生活的人們前來定居。南投縣農產豐富多樣，其中國際知名的日月潭所在地——魚池鄉，平均海拔高度約六百五十公尺，聞名的日月潭是西太平洋第一大的淡水湖泊，不僅是風景優美，更重要的是日月潭豐沛的水氣調節了氣候溫度，加上環繞的山林更涵含純淨好水，可說是山中有水、水旁有山。陽光、空氣、水是天然釀造的必備要件，魚池鄉三者兼備，不僅適合人居住，更是微生物活躍的好所在。

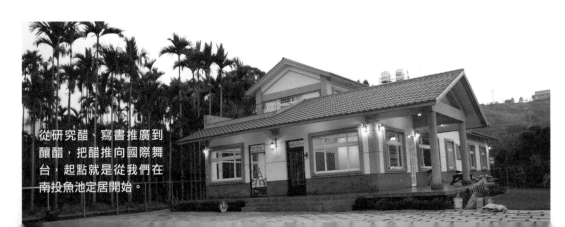

從研究醋、寫書推廣到釀醋，把醋推向國際舞台，起點就是從我們在南投魚池定居開始。

144

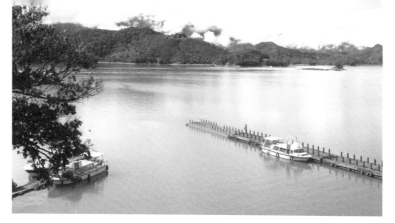

▶日月潭豐沛的水氣調節了氣候溫度，加上環繞的山林更涵含純淨好水，可說是山中有水、水旁有山。

人們居住在海拔六、七百公尺的高度最是舒服，因為四季的氣候溫度宜人，夏季不會酷熱，冬季不會嚴寒，魚池鄉正是這樣的好地方。當台灣夏季酷熱難耐之際，夜宿魚池時卻仍需要春秋被來禦寒。加上魚池大山的水源，礦泉水清澈甘甜，人口密度低，境內沒有任何工業污染，自然讓微生物活潑生長。

由於純天然釀造的好醋，全程不添加化合物，只仰賴微生物來分解有機糙米，微生物和人類一樣需要純淨的空氣、適宜的溫度與甘甜

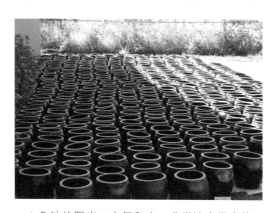

▲魚池的陽光、空氣和水，非常適合微生物生長，自然也是釀造的好原鄉。圖為數以百計的陶缸正在享受和煦的陽光和新鮮的空氣，為下一次的釀造做準備。

好水，所以魚池鄉的環境非常適合以純釀造的方法來釀糙米醋。

我們以有機糙米釀成的純米醋為基醋，再把幾個農場有機栽培的水果陳釀一年以上成為水果醋。這樣釀造的醋，雖然時間長、成本高，但是胺基酸與維生素的養分會很高。剛開始小量嘗試多種醋，到大量計畫性釀造，是因為好醋的功效一直顯現出來。

近幾年來國外朋友的回饋總令人驚喜並充滿感謝。因為他們從病痛折磨中釋放，洋溢著喜樂的神情，並樂於與別人分享他們的經驗，為此我將這些蒙受好醋益處的朋友經驗記錄下來，鼓勵正在好轉反應中的朋友度過。

## 陽光、空氣和水對醋的影響

在釀造醋的實際生產過程之中，原料的種類與品質優劣、投入原料的比例、環境溫度水質條件、發酵時間的長短、成品最後是否加

熱處理等細節，都會讓釀造醋的品質高低不同。

從古至今傳統釀造的經驗，都一再強調陽光、空氣和水，三個條件因素都會對醋造成影響，以現代科學來分析，即能明白其所指的是溫度、含氧量與釀造用水質。因為溫度高，細菌活動力強，發酵快，雜菌入侵也快，所以溫度過高也容易腐敗。空氣清新含氧量高，喜歡氧氣的醋酸菌愈活潑，當然釀造出來的醋的品質也會提升。水質的潔淨也至為重要，但是添加氯滅菌的水，水中的氯也會消滅好菌，影響醋的品質。

釀造容器也會影響醋酸發酵，傳統用陶缸或木桶，都是為了讓好菌有棲息藏身處，現代化不鏽鋼容器會使菌種無處可藏。第二階段醋酸發酵，利用寬口容器來釀的用意就是讓醋酸菌自然聚集在發酵液表面，形成醋酸菌膜，逐漸將酒精（乙醇）轉化為醋酸。

日本鹿兒島在戶外無遮蔽的廣場釀醋，用小口陶甕，只作業一次，就是把原料與大量的種麴一起放進陶甕，利用會黏附在容器內部的醋酸菌進行發酵，同時陶甕的孔隙大，在戶外能循環透氣，小口避免感染，醋熟成取出後，遺留在陶甕內的醋酸菌可成為下一次再釀的菌種。

## 原料決定了最終的品質

釀造業與農業的關係密不可分，因為所有釀造好醋的原料都來自土地，由地萌發的作物可直接餵養人類，釀造則可以把新鮮的農作物做有效的保存，因為發酵熟成之後的醋，能讓新鮮農產品的營養萃取出來，長期保存在醋酸中。方法很簡單，對身體很健康。農產品的品質會直接決定釀造物的品質。運用有機的栽培方法，可確保釀造所需的原料不受污染。

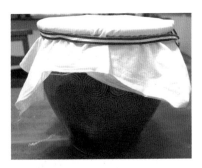

▲傳統釀醋用陶缸或木桶，因為它們會呼吸，並讓好菌有棲息藏身處。

台灣的農業部門為了馴化植物，創新品種，政府部門與學術單位長期投入研究，經過多年來的努

力已發展出各種技術。從引種移植、改良品質，甚至調節產期，都有豐碩的成果。這些領航者的努力，讓投入農業生產的農民，利用有限的土地資源，創造出驚人的成績。

特別是水稻的品種，至今已育成超過三十種水稻的新品種，蔬菜水果的品質更是東南亞之冠。這些優質的農產品，都成為釀造的核心原料。在原料方面，以純有機栽培的稻米為主。釀造用原料營養成分愈高，能提供給好菌的生長代謝的基質愈充足，熟成的醋品質愈好，所以糙米比白米好。

在種麴部分是以白米、米糠與植物混合純化菌種一起發酵形成米麴，研磨成碎粉末。釀造用水經過過濾與滅菌處理。

相同的原料若使用不同的發酵方法，就會釀出完全不同風味的醋。紅麴醋的釀造工藝與糙米醋相似，也是把米煮成熟飯後，只是放入的麴菌不同，紅麴醋放紅麴黴菌，當黴菌開始滲入米飯，發酵後飯粒會完全變紅。所以紅麴醋的色澤是細菌代謝出來的天然紅色。

熟成的有機糙米醋色澤呈現淡黃色，氣味清香，入口酸勁，入喉綿酸，回甘生津。糙米醋是主角，也能當好配角，收放自如。糙米醋能直接稀釋水來飲用，能入菜調味。

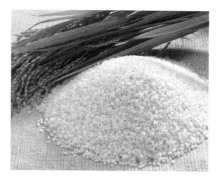

▲ 台灣優良的水稻的品種，營養成分高，能提供給好菌的生長代謝的基質充足，熟成的醋品質自然也愈好。

不要加熱滅菌的糙米醋是具活性的，可以再次發酵蔬果或用來醃漬食材，醃漬是醋少食材多；發酵成醋是醋多食材少。浸泡醋的品質優劣關鍵因素是使用的基礎醋之品質。好山好水醞釀的醋，那渾然天成的滋味，嚐過之後一定會立刻改變對醋的既定印象。

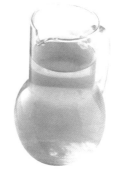

▶ 熟成的有機糙米醋色澤呈現淡黃色，氣味清香，入口酸勁，入喉綿酸，回甘生津。

# 日月潭＆魚池的好風光

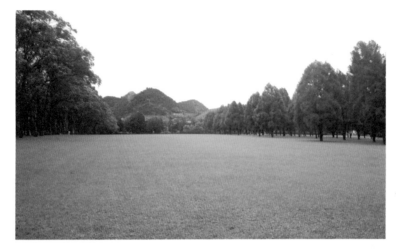

◀三育書院的青青草坪，是
魚池好山好水的最佳證明，
更是我們的後花園。

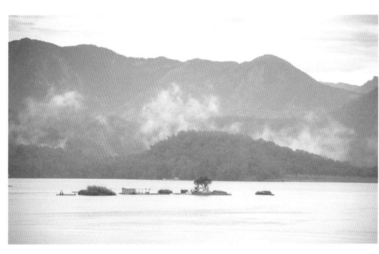

◀煙波浩渺、風光明媚的日
月潭，是釀造的原鄉。

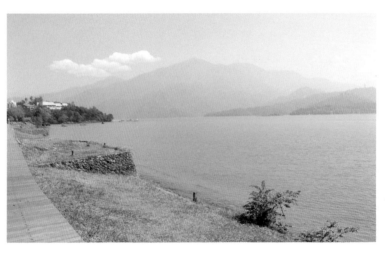

◀千變萬化、美不勝收的日
月潭，才能釀出品質和風
味獨特的佳釀。

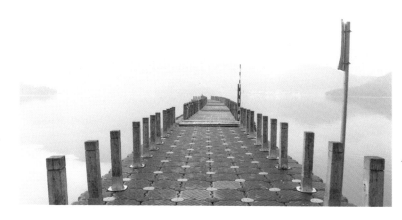

◀水氣氤氳、彷如仙境的日
月潭碼頭,令人流連忘返。

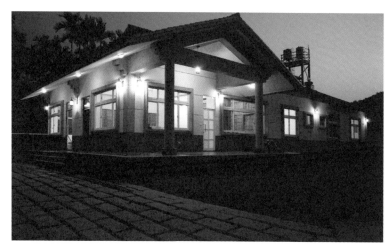

◀隨著聖誕夜的來臨,打開
燈光,等待各位朋友來聚
會。

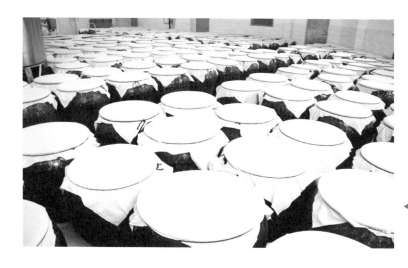

◀聚集空氣、陽光、水等天
地精華的魚池,正是製造
佳釀的好地方。

## 台灣本土釀造好醋

### 梅子醋

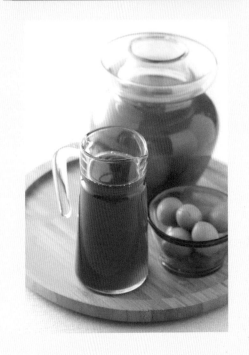

梅子醋是果醋之王。青梅被中國與日本人加工為藥數，應用千年以上。《本草綱目》載明梅子益氣，消腫痛、除煩熱、消渴、使人耳聰目明，肌膚潤澤。

青梅含有豐富的有機酸，特別是侷橼酸、維生素與礦物質鈣、鎂、鉀，糙米醋釀青梅熟成的梅子醋，能有效淨化血液與體液，調整血液酸鹼度，迅速消炎，幫助肝臟排毒，清除尿酸與體內各種化學毒物。梅子醋適和混合其他各種醋來飲用。

**材料**

· 糙米醋 1000 毫升
· 青梅 500 公克
· 玻璃容器

**做法**

將新鮮青梅洗淨晾乾表面水分，整顆放入容器中，倒入糙米醋至九分滿蓋好瓶蓋即可。

**注意事項** 用純天然的糙米醋來釀青梅，並不需要放糖。好醋能完全萃取青梅的養分，包括果核中的苦杏素，過度放糖將使梅子醋「糖窒息」而失其效用。

# 桑椹醋

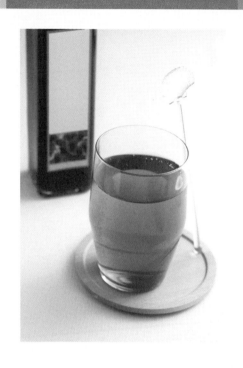

桑椹是桑樹的果實，外型很像大家常吃，由國外來的覆盆子。台灣本地生產的桑椹，卻很難在產期以外的時間買到新鮮的桑椹。主要是因為桑椹採收之後需要很專業的冷藏設備，否則很快就發酵。一般的冷凍設備又會在解凍時使果汁外溢，風味流失。所以，一般市售桑椹通常是初熟即採摘的，因此色澤呈淺紅色，嚐起來比較酸，消費者很少會採買來當水果食用。

## 材料

· 糙米醋 1000 毫升
· 成熟成紫紅色的桑椹 500 公克
· 玻璃容器

## 做法

成熟成紫紅色的桑椹果實水分多，糖分高，所以釀製的時間只需 6 個月就很濃郁香醇，存放愈久香味變愈陳，口感順暢。

**注意事項**
❶ 喜歡甜味者，可以在浸泡一個月之後，再酌量加入冰糖。
❷ 添加過量的糖會使桑椹醋太甜，對健康會有負擔。

## 鳳梨醋

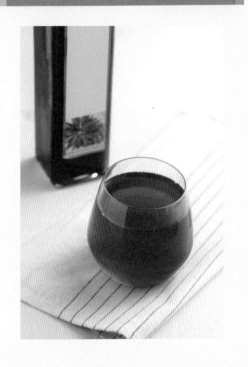

鳳梨在自然生長的狀態下，果實成熟的時節是陽曆 6～8 月，為當令對時。自然生長的鳳梨，香味濃郁、口感酸中帶清甜，十分怡人，不傷口腔黏膜，不會讓人覺得酸澀刺口，風味迷人。

**材料**

· 糙米醋 1000 毫升
· 有機鳳梨果肉 500 公克
· 玻璃容器

**做法**

1. 將有機鳳梨果肉放入容器中，倒入糙米醋至九分滿蓋好瓶蓋即可。
2. 鳳梨醋的香氣正是濃郁時即可裝瓶飲用。

**注意事項**

❶ 為了讓糙米醋充分萃取鳳梨的營養素，可以用刀把果皮與果肉切開，再把果肉切丁。

❷ 如果是有機栽培的鳳梨，可將之洗淨放在室內自然風乾，如果豔陽高照，也可以放在陽光下曬半小時，總之讓鳳梨表面的水分乾燥即可。

❸ 注意容器一定裝至九分滿才不會產生醋酸菌膜。

❹ 如果繼續釀著，醋的色澤會變褐色，香味漸陳。

# 百香果醋

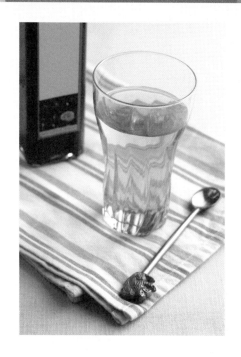

百香果屬於西番蓮科，原產於巴西。當西班牙傳教士發現百香果的花型很像耶穌受難的景象，所以其果實英文稱「Passion flower」。日本人覺得因為百香果花的大蕊分叉很像時鐘，所以稱為「時計果」。台灣的百香果最早是由日治時期的總督府技師，由日本東京石川植物園引進紫色種。後來在 1964 年，台灣從美國夏威夷大量引進黃色種，當時是以生產百香果果汁回銷美國市場為主。有機栽種的百香果特色是切開後裡面的果肉與種子密度高、果香濃郁。

## 材料

- 糙米醋 1000 毫升
- 有機百香果肉 500 公克
- 玻璃容器

## 做法

1. 將熟透的百香果切開，挖出果肉與種子，用果汁機輕打兩分鐘。
2. 再將有機百香果肉放入容器中，倒入糙米醋至九分滿蓋好瓶蓋即可。
3. 浸泡時間約 3 個月，此時百香果醋的香氣正是濃郁，最適合飲用。

**注意事項**

❶ 如果繼續釀著，百香果醋會愈發甘醇。

❷ 嗜甜味者，可以在百香果下醋一個月後再酌量放冰糖或麥芽，不過醋的色澤會變深黃褐色，香味漸陳。

## 柳橙醋

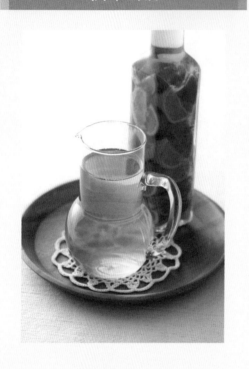

柳橙是最天然的抗氧化物，豐富的植化素、維生素 C 與礦物質鈣、鎂、鉀、檸檬酸與黃酮類，糙米醋中的微生物能有效分解養分並保存高量的維生素 C，所以柳橙醋能有效調整血液酸鹼度，對預防心腦管疾病與強化肝臟功能的效果佳。對女性而言，豐富的維生素與植化素能平衡體內的礦物質，緩解細胞發炎。

**材料**

· 糙米醋 1000 毫升
· 柳橙 500 公克
· 玻璃容器

**做法**

1. 將新鮮柳橙洗淨晾乾表面水分。
2. 若為有機栽培則連皮帶種子一起輪狀切片後放入容器中，倒入糙米醋至九分滿蓋好瓶蓋即可。

注意事項　❶柳橙的表皮有豐富的精油囊與檸檬苦素，所以醋液略帶一點苦味是正常現象，苦後回甘。
❷柳橙的含水量也較高，一定要讓柳橙完全浸入醋液中。

# 木瓜醋

木瓜是自然調理法常用的水果。木瓜含有豐富的酵素、維生素、有機酸與礦物質。其中胡蘿蔔素是柳橙的 5 倍，木瓜豐富的木瓜酵素是天然的生長激素，可促進發育常保青春。對消化道的運化很有幫助。

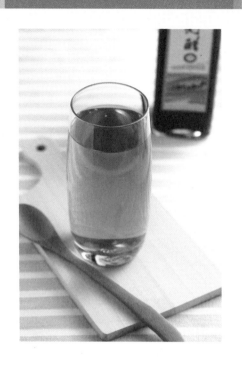

**材料**

· 糙米醋 1000 毫升
· 木瓜 500 公克
· 玻璃容器

**做法**

1. 木瓜洗淨，去皮切開去子後切塊，浸泡在有機糙米醋中。
2. 浸泡時間兩個月後可以飲用。

**注意事項**

❶ 以 8 ～ 10 倍的開水稀釋，除餐後飲用外，也可以多泡一些，當作飲料飲用。

❷ 有機栽培的木瓜可以連皮帶子一起浸泡，否則必須去皮與種子。

❸ 木瓜果肉柔軟浸泡一段時間後果肉會分解沉澱在容器底部，乃屬自然現象，沉澱物也可以食用。

# 甜菜根醋

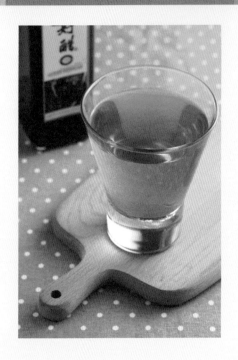

美國防癌協會將甜菜根列為抗癌的蔬果，是一種造血植物。有機栽培的甜菜根鮮美多汁，釀製成甜菜根醋之後更是甘美沁心，和普通栽種的完全不一樣。

甜菜根本身就含有豐富的礦物質鐵、鉀、磷、鎂、鈣與維他素命B12、C、糖質、纖維素和膽鹼。有機糙米醋能將這些營養素充分溶解出來，保存在醋中。醋裡的活菌，透過甜菜根的養分持續新陳代謝；同時，益生菌的二次代謝物讓甜菜根醋嚐起來口感酸而柔和，對造血養血，活化女性更年期的內分泌與礦物質的補充極佳。

**材料**
· 糙米醋 1000 毫升
· 甜菜根 500 公克
· 玻璃容器

**做法**
1. 將甜菜根洗淨，有機栽培的甜菜根可以連皮一起泡醋。
2. 切開後泡入醋中，天然的色素會很快的溶解在醋中。

注意事項　原則上不需要加糖。

# 南瓜醋

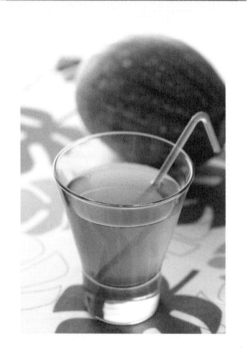

南瓜整顆都是寶，果肉含有瓜胺酸、天門冬、胡蘿蔔素、精胺酸、維生素 F 與各種豐富的礦物質；種子部分也含有微量元素。以糙米醋來釀造南瓜，能完整保留南瓜的養分與天然酵素。經過醋中的微生物新陳代謝，其中蛋白質會轉換成細小的胜肽，易於為人體消化系統吸收，南瓜醋對預防男性前列腺腫大；調節泌尿系統、預防脫髮並移除腸道毒素，調節免疫功能、預防大腸癌，實為男性至寶。

**材料**

· 糙米醋 1000 毫升
· 南瓜 500 公克
· 玻璃容器

**做法**

1. 將新鮮南瓜洗淨晾乾表面水分，若為有機栽培則不需去皮直接切塊，連皮帶種子一起放入容器中。
2. 倒入糙米醋至九分滿蓋好瓶蓋即可。

注意事項　南瓜完全不需要蒸煮，因為南瓜果膠含量高，醋液會顯得較為濃稠此乃正常的現象。

# 黑豆醋

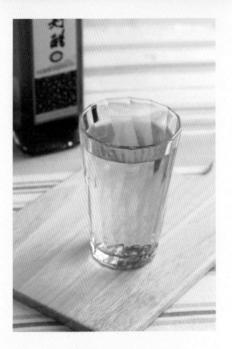

黑豆盛產於春季，品種多樣，大致可分青仁黑豆與白仁黑豆。

黑豆的植物性蛋白質、卵磷脂、維生素、礦物質、微量元素、醣類與多種酵素的含量豐富，且不含膽固醇，營養價值高，是很好的養生食品。黑豆補氣，熱量為穀類與蔬菜類之冠，堪稱「植物肉」。

**材料**

· 糙米醋 1000 毫升
· 黑豆 150 公克
· 玻璃容器

**做法**

1. 黑豆清洗後晾乾，直接把醋和黑豆倒入容器中即可。
2. 浸泡時間：45 天。

**注意事項**

❶ 黑豆醋 30cc 稀釋 5 倍的冷開水後飲用。每日皆可飲用，飲用次數與時間不限，加入蜂蜜可提昇口感。

❷ 泡醋靜置一段時間，黑豆會脹大，醋的表面會出現粉色結塊狀的浮懸物，那是蛋白質鏈結物，這都是正常的現象。浮懸物可直接食用，若不想要這些浮懸物，只需要每隔一段時間，搖晃容器，就不會有浮懸物了。

> **小偏方**：泡過醋的醋豆，可以直接食用或加在精力湯絞碎一起飲用，嗜甜者可漬糖或蜂蜜，給小孩當健康的零嘴。

# 老松醋

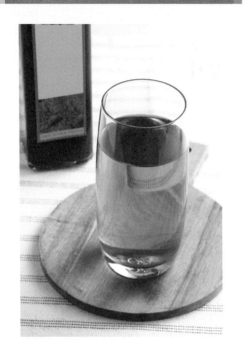

當代中日的學者研究試驗松樹的葉子與毬果，報告指出松樹含有豐富的類黃酮、胺基酸、維生素 A、B1、B2、C、K、葉綠素、礦物質、萜烯與抗氧化物質 SOD。特別松樹的毬果松脂十分豐富。

把松葉與毬果浸泡入有機糙米醋，糙米醋能有效萃取出松的養分，特別是松脂的不飽和脂肪酸可以分解造成動脈硬化的膽固醇，使血液清澈幫助血液循環，強化血管。萜烯（Pinene）能影響神經系統，可以抗發炎與抗病毒，對腦血管的活化疏通鎮定有助益。

**材料**
- 糙米醋 1000 毫升
- 松針或毬果 300 公克
- 玻璃容器

**做法**
將松針或毬果洗淨之後晾乾，再把松針或毬果完全浸沒在糙米醋中。

**注意事項**

❶ 初期完全不要放糖或麥牙。約半年後可酌量放一點有機原色冰糖，目的是以糖（碳水化合物）中的碳，提供醋中微生物當養分，讓好菌保持活力繼續工作。

❷ 所以老松醋融合了糙米醋與松針、松毬果的養分，小分子結構，人體容易吸收，能把體內造成老化的物質排出身體，消除自由基，達成抗氧化的作用。

# 佛手柑醋

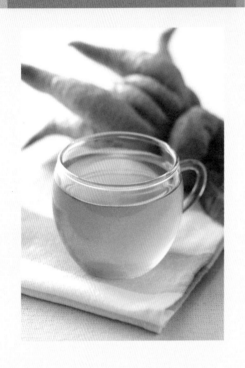

佛手柑被譽為果中之仙品，別名香櫞，是古老的植物，整體均可入藥。佛手柑含有多種豐富的有機酸、維生素與礦物質。以糙米醋陳釀為佛手柑醋，性溫無毒，能入肝、脾、胃三經，疏肝健脾，和降胃氣、軟化結石，理氣化痰。對老年人的氣喘尤佳。潤肺理氣、治療咳嗽、軟化膽結石、滋養肝腎、清除腎結石與膀胱結石。

**材料**

· 糙米醋 1000 毫升
· 佛手柑 500 公克
· 玻璃容器

**做法**

將佛手柑洗淨晾乾，連皮帶肉全部一起切片入醋。

注意事項　柳佛手柑外型有兩種，一種似手；另一種像大檸檬，兩種皆可釀醋。

# 蘆薈醋

蘆薈真是集食品、藥用、美容於一身的天然植物，被譽為「天堂的魔杖」。因為含有豐富的蘆薈素、多酚、有機酸、礦物質、維生素、酵素。不過蘆薈的品種高達三百種以上，今人工培育可食用品種甚多，廣泛的被應用在飲料、保健食品與美容保養用品中。

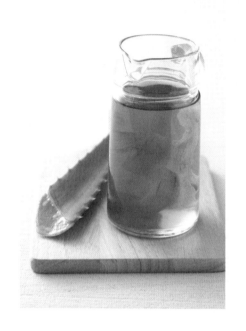

### 材料

· 糙米醋 1000 毫升
· 蘆薈 300 公克
· 玻璃容器

### 做法

1. 新鮮蘆薈切口向下，直立四小時，讓大黃素流出後，將綠色的皮切掉，只取蘆薈透明的果肉部分來釀醋。
2. 將果肉切丁後放入糙米醋中即可。
3. 約 30 天即可飲用。欲陳釀一年以上可以適量加入一些蜂蜜。

**注意事項**

❶ 蘆薈的大黃素是苦味來源，如果沒有任大黃素自然流出，釀成醋之後會非常苦，飲用易腹瀉。

❷ 同時蘆薈含水量高達 80% 以上，一定要掌握好與糙米醋的比例以免產生雜菌感染。

## 牛蒡醋

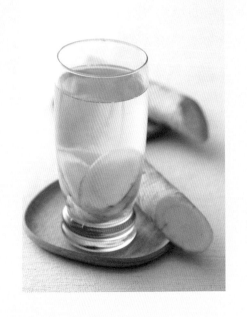

牛蒡含有豐富的胺基酸、菊糖、胡蘿蔔素、維生素 A、B1、C，單寧酸，特別是精胺酸，可說是活力的來源，能調節荷爾蒙的分泌，因此被譽為壯陽強身之天然補品。牛蒡醋涵養了牛蒡的營養，經過糙米醋中的好菌分解，使人體易於吸收。不含糖的牛蒡醋對糖尿病病友尤佳。

**材料**

· 糙米醋 1000 毫升
· 新鮮牛蒡 500 公克
· 玻璃容器

**做法**

1. 將牛蒡洗淨，晾乾表面水分，若為有機栽培則不需去皮直接切絲，把牛蒡絲放入容器中。
2. 倒入糙米醋至九分滿蓋好瓶蓋即可。

注意事項　牛蒡去皮後氧化速度極快，由黃白色轉成褐色，此乃正常現象。

# 薑黃醋

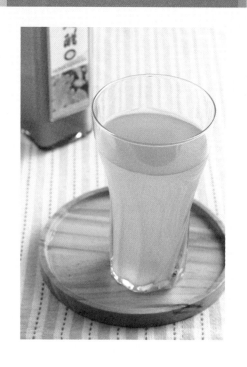

辛香料大多都能促進身體新陳代謝,含有豐富的礦物質、薑酮醇、薑烯酚與維生素。以糙米醋來發酵薑黃,熟成的老薑醋溫和而營養,溫脾健胃,易於人體吸收,薑黃醋所含有的薑酮醇有促進血液循環、提升免疫力功效,因此在快感冒時喝點薑黃醋,就能祛寒排濕。

**材料**

· 糙米醋 1000 毫升
· 薑黃 300 公克
· 玻璃容器

**做法**

1. 先將薑黃洗淨後晾乾或曬一小時太陽,連皮切片後直接放入玻璃容器中。
2. 把糙米醋注入至九分滿蓋好瓶蓋即可。

注意事項  薑黃品種多樣,色澤與辣感不同。但是薑黃是食用根部,一定要選用安全無毒的薑黃。

## 釀造醋 & 推廣醋

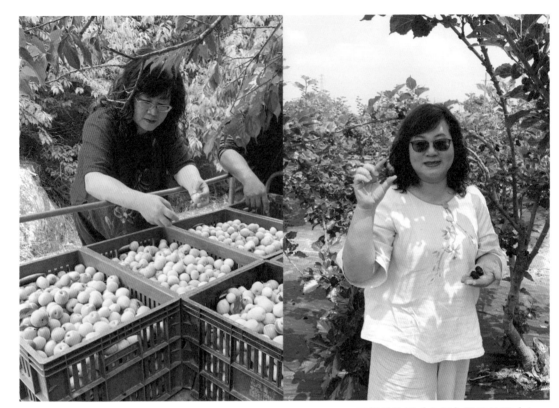

▲不管是梅子（左圖）還是桑椹（右圖），甚至其他農產品，台灣的品質都是最優良的，足以成為釀造醋的最佳原料。

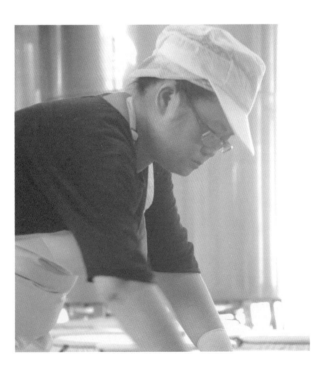

◀不管原料多麼好，唯有親力親為並嚴格遵循古法的傳統釀造法，才能釀製出品質最優、最健康的「天釀」。

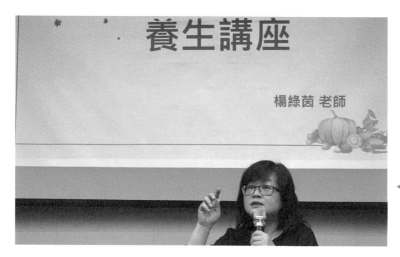

◀不只要釀製百分百的優良健康醋，推廣好醋更是責無旁貸。圖為我在教會進行的養生講座。

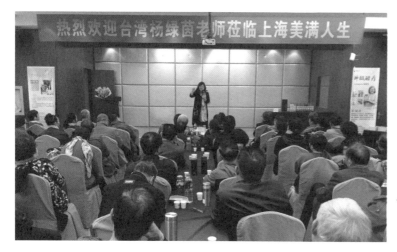

◀到上海去和大家見面，多年來已經成為固定的行程，更是樂在其中的推廣工作。

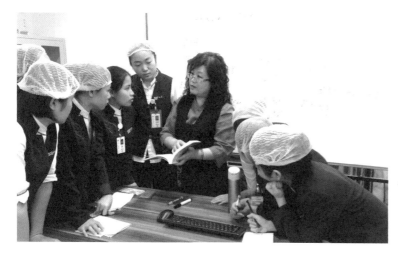

◀隨著醋調養法，以及清調養健康法的落實，我也應邀去北京 301 醫院對醫護人員進行相關推廣教學。

# 第2章
# 喝好醋好處多

## 正確釀醋才有好醋與好處

提起醋那股既酸且嗆的想像畫面便會立刻浮現腦海。多數人對醋的認識,大多停留在醋不過是添加在其他食物中的酸味調味品。面對貨架上琳瑯滿目的醋產品時,除了驚嘆醋的多樣性之外,好像只能從產品的包裝與價格來分辨箇中差異。其實原料與製程才是決定醋品質的關鍵因素。釀好醋是釀造人的責任,認識好醋,進而飲用好醋,照顧身體健康,是消費者的權利。

時間是釀造的重要元素,正因為時間的流逝,所以環境與人會交織出璀璨而彌堅的釀造文化。釀造好醋,需要充足的陽光、新鮮的空氣、乾淨的水、合節令的原料,以及釀造人的耐心等待,讓大自然孕育的佳釀天成。這樣的文化可以傳承,可以讓消費者在產品中感受到釀造人的精神與堅持。

但是在資本主義的運作下,以及因應市場的需求,化工混合方式成為主流,傳統釀造醋的方法逐漸被捨棄,而用可快速生產化學合成醋。這種速成醋讓醋應有的美味盡失,又傷害身體,同時也造成一般消費者對醋有負面印象,十分可

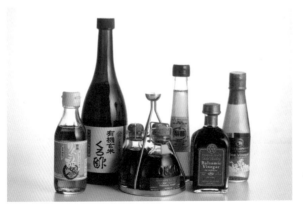

◀原料、時間與製程才是決定醋品質的三大關鍵因素。

惜。醋對身體究竟有哪些好處？如果身體健康已經有些不平衡的現象，喝醋可以有什麼改善？

釀造原理放諸四海皆準。然而，熟成的醋除了主要成分醋酸之外，還包含從原料與長時間釀造而得的礦物質、維生素、胺基酸、糖類、有機酸、酵素、微量元素等物質。

## 幫助人體協同作用

人體是一個高度相互整合支援的體系，任何病痛的出現，都提醒著我們，應該靜下心來，細心觀照身體發出的警訊。

醋不是壓制性藥物，所以無法以定量的醋立即壓制身體發出的警訊。但是，長期適量的飲用天然釀造醋，讓身體器官與血管內的廢物毒素有效排除，減輕身體的負擔，醋對身體的療效自然發揮，能治本而不只是治標。

當醋進入人體之後，各種成分就會在人體內產生各種交互作用。總體而言，醋猶如人體的清道夫，能有效清除血管的廢物，讓心、肝、脾、肺、腎等器官維持健康，讓內分泌、神經與消化等系統正常運作。

醋的功效來自醋具備的營養成分，醋含的醋酸、檸檬酸、琥珀酸、酒石酸與蘋果酸等各種有機酸，身體的檸檬酸循環需要大量有機酸，因此醋可以將堆積體內的乳酸分解排掉，因此肌肉的疲勞痠痛會消除；同時淨化血液。

醋不會傷害骨骼，酸還能整合礦物質鈣合成醋酸鈣，讓人體易於吸收到食物中的鈣質，因而可預防骨質疏鬆症。根據英國學者倪德漢（Needham）1971 年的文獻報告指出，中國古代所謂的「吞石」，就是把軟體動物的外殼浸泡在醋中，溶解出殼中的碳酸鈣，藉此補充人體的礦物質。埃及豔后將珍珠粉拌入醋中飲用，也是希望補充鈣質、美白肌膚，可見古代人應用醋的方式非常多元。

當代有一種做法，是把新鮮雞蛋泡在米醋中，又稱醋蛋，目的也是為了將蛋殼溶解在醋中，飲用此醋來補充鈣，不過浸泡醋蛋一定要用新鮮的「有機」蛋，才能確保安全健康。

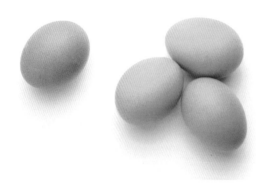

▲用新鮮的「有機蛋」泡在米醋中（醋蛋）是為了將蛋殼溶解在醋中，飲用此醋來補充鈣。

## 促進身體新陳代謝

古書藥典指出醋能活血化瘀，意即醋的成分能螯合血液裡的廢物，經過肝與腎的過濾達到淨化血液，其中鉀能促進身體中鈉的代謝，讓血液呈現弱鹼性，預防血液與體液酸化。

血液中若有尿酸堆積，醋亦能協助將尿酸排泄掉，所以痛風病友可以透過飲用天然釀造醋來降低尿酸。必須特別提醒的是，當醋開始清除尿酸的過程，極可能會引發痛風原有的症狀，但不必擔心，只需耐心適量飲用，症狀會消失，進而擺脫對藥物的依賴。

高血脂與脂肪肝也是現代人的文明病，許多人都認為是膽固醇過高所致。其實，膽固醇是細胞膜的構成成分，也是製造膽汁與合成維生素、荷爾蒙必要的元素。人體肝臟本來就會自行製造，所以有些長期吃素的人，膽固醇偏高時總會疑惑：「為何飲食已經很清淡，膽固醇還是居高不下？」原因就是身體調節系統一直敏感到膽固醇過低，所以就大量的自身體生成膽固醇，因而失調。

醋能幫助清除血管中的膽固醇，進而預防動脈硬化與高血脂症。心臟的負荷隨之降低，也比較不會有心臟血管的疾病。

一般人如果經由飲食攝取到過多的膽固醇，超過人體所需量，肝臟會無法調節時，也會形成高血脂與脂肪肝。

醋對肝臟的幫助尤有奇效。肝臟是體積最大、工作項目最多卻又沉默的器官，調節膽固醇之外，也是人體分解毒素最重要的器官。天然釀造醋含有天然維生素 A D E K 與 B 群，能有效活化肝臟的機能，促進肝臟代謝有毒的化學物質，甚至有緩和脂肪肝與肝硬化現象。

肝膽相照，肝臟生成膽汁存放

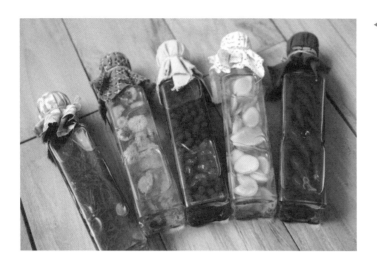

◄天然釀造醋醋能活血化瘀，螯合血液裡的廢物，淨化血液，促進身體的新陳代謝。

在膽囊，習慣性不吃早餐會容易生成膽結石。多喝醋能幫助膽結石排出來。

## 活化組織功能

釀造醋中豐富的胺基酸是人體的基本元素，供給細胞、器官與肌肉的需要。維生素 B 群是維持心臟與神經系統功能正常的重要元素，能轉化進入體內的食物成為能量與活力。維生素 E 能幫助紅血球細胞與皮膚肌肉組織，並能促進提升免疫系統的功能，增進腦力與循環系統功能正常。

當人的情緒受到刺激，首當其衝的器官就是胃，憤怒、焦慮、緊張形成的壓力，會帶出很多胃腸的疾病，讓自律神經系統運作異常。

很多人擔心自己的胃功能不佳，甚至有胃潰瘍的病狀，喝醋會太刺激。

實際上這類病友，在飯後飲用天然釀造的醋，不但可以讓醋來幫助胃消化，還能產生殺菌的功能，讓胃受傷的部位逐漸得到修復。因為胃酸的酸鹼值為 2，純天然釀造醋的酸鹼值約為 4 ～ 5。醋與胃酸濃度相比，相對是弱酸，而且醋的胺基酸又會緩和醋酸的作用，所以只要確定所喝的醋是純天然釀造，就不必擔心胃無法承受醋之酸了。

醋對人體的好處，古代是從經驗匯整而得。中醫古書《本草備要》記載：「醋酸散瘀解毒、下氣消食、開胃氣、散水氣、治心腹血氣疼、產後血暈症、結痰癖、黃疸痛、口舌生瘡、損傷積血、解諸蟲毒。」

時至今日，科學方法檢驗出天然釀造醋諸多的營養成分，證明了醋的諸多效用。

醋的效用來自益生菌新陳代謝物。簡單來說，釀造醋就是先提供營養豐富的食物給好菌吃，好菌努力分解新陳代謝的過程，產生的代謝物，正是人體所需的營養素，這些營養素能幫助身體新陳代謝、清除體內毒素、恢復細胞活力、增強免疫系統，所以醋是祖先的智慧，現代人最珍貴而有效的天然飲品。

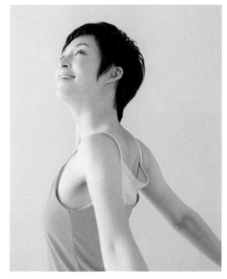

▲釀造醋所含的營養素能幫助身體新陳代謝、清除體內毒素、恢復細胞活力、增強免疫系統，是珍貴而有益的天然飲品。

## 醋有益健康

### 醋對健康作用統整表

| 作用 | 說明 |
|---|---|
| 幫助人體協同作用 | 1. 當醋進入人體之後，各種成分就會在人體內產生各種交互作用。<br>2. 醋猶如人體的清道夫，能有效清除血管的廢物，讓心、肝、脾、肺腎等器官維持健康，讓內分泌、神經與消化等系統正常運作。 |
| 促進身體新陳代謝 | 1. 醋能活血化瘀，意即醋的成分能螯合血液裡的廢物，經過肝與腎的過濾達到淨化血液。<br>2. 微量元素鉀能促進身體中鈉的代謝，讓血液呈現弱鹼性，預防血液與體液酸化。 |
| 活化組織功能 | 1. 釀造醋中豐富的胺基酸是人體的基本元素，供給細胞、器官與肌肉的需要。<br>2. 維生素 B 群是維持心臟與神經系統功能正常的重要元素，能轉化進入體內的食物成為能量與活力。<br>3. 維生素 E 能幫助紅血球細胞與皮膚肌肉組織，並能促進提升免疫系統的功能，增進腦力與循環系統功能正常。 |

# 第3章
# 釀造醋應用法

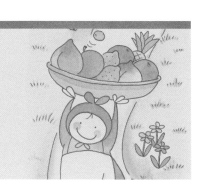

醋能應用的範圍很廣,一般家庭清潔廚房、浴室或家庭用品的妙方,原則上用酒精醋即能達到效果,用天然釀造醋實在可惜,甚至有些浪費,所以提供好醋的活用的方法較著重身體保養與食用方面。

## 妙用 1. 烹煮妙方

有機栽培的蔬果對身體健康較佳,如果無法取得有機蔬果,那麼清洗的工作就格外重要,用醋來洗菜是最簡單而有效的做法。

就是在蔬果用水清洗過後,用10cc的純米醋稀釋一盆子水,把蔬果浸泡在水中15分鐘,即可去除農藥殘餘,浸泡過醋水的蔬菜汆燙過,吃起來特別清脆爽口。一般的湯品起鍋後,加入一些醋,湯品也會格外鮮美。

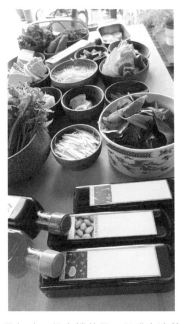

▲如果無法取得有機蔬果,用醋來洗菜就是最簡單而有效的做法。

## 妙用 2. 消除異味

不論是玉手或烹調的鍋具餐具,用醋稀釋水後,直接清洗或擦拭都可消除海鮮、肉類或其他蔬果殘留手上的氣味。如果是使用清潔劑打掃家庭後,玉手殘留清潔劑,有黏膩不適感,也可以滴一些米醋搓揉雙手,即可消除不舒服的感覺。

## 妙用 3. 醒酒防宿醉

喝酒後，酒類中的酒精在胃內立刻被吸收，隨著血液循環到全身，此時肝臟的負荷增加，如果搭配一些拌醋的菜餚則可緩解。但是若已萌生醉意，就必須直接飲用稀釋過的醋，除了可快速醒酒，還能預防宿醉，效果最佳的是純米醋和梅子醋，其他醋品亦可。

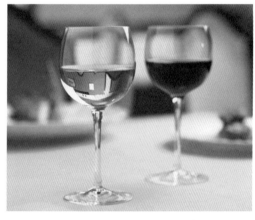

▲以醋來保養頭皮、滋養頭髮，能收事半功倍之效。

## 妙用 4. 護髮防禿

環境的污染、飲食不正常與各種化學染髮劑、清潔劑的傷害，讓很多人發生嚴重掉髮的現象。正確的護髮原則是減少化學傷害、攝取均衡的營養，同時以醋來保養頭皮、滋養頭髮，才能收事半功倍之效。

可以利用香草植物，例如：玫瑰、薰衣草等等，用水煮開後，加入水中，再滴入 30 cc的純米醋或蘋果醋，將頭部浸入醋水中，充分輕柔按摩即可。如果生活繁忙，亦可在洗髮後，直接將蘋果醋或醋精塗抹在頭皮上停留五分鐘，再用清水洗淨；也可以選擇不水洗，讓醋精留在頭皮上，因為醋精含有豐富的維生素 E，能滋養頭皮、修護頭髮。

如果已經染髮者就不適合，因為會將頭髮上色的物質洗掉。

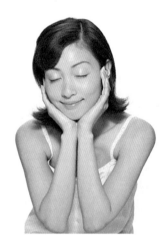

▲以醋來保養頭皮、滋養頭髮，能收事半功倍之效。

## 妙用 5. 保養皮膚

因為純天然糙米醋精含有豐富的維生素 A、D、E、K，在醋酸的涵養下能迅速滲透肌膚，補充水分與營養。

皮膚吸收與排毒的能力很強，美白也可以用醋來加強，應用的方法有二。

一是洗過臉之後，直接將醋精擦在臉上，不需要洗掉，等待醋自然風乾後，醋味會消失。如果屬於敏感型肌膚，或是長期有進行去臉部角質的人，則必須用少許的開水稀釋醋精後再擦。

再者，醋澡也有美白的功效。醋直接接觸皮膚，除了皮膚表面的殺菌，調整皮膚的酸鹼值之外，還能充分供應末梢組織蛋白質合成所需的胺基酸，所以醋澡可以舒緩皮膚搔癢和肌肉疼痛，並且可以柔嫩肌膚，療效甚佳。做法是直接將醋精或米醋 60 cc加入浴缸中，身體浸泡在浴缸的醋水中即可。

## 妙用 6. 消除腳臭

如果只是腳出汗並不會惡臭，通常是身體的免疫系統或新陳代謝出狀況常，腳才會臭。可以用糙米醋或糙米醋精 50cc 倒入 40℃左右的溫熱水中，將腳泡入 30 分鐘，促進身體新陳代謝，可消除腳臭。

如果是黴菌感染有傷口，就不宜用醋來泡腳，建議用醋直接擦傷口，可加速傷口癒合。

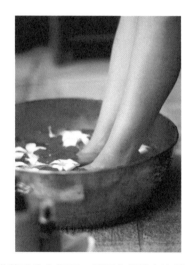

▲黴菌感染有傷口，就不宜用醋來泡腳。

## 妙用 7. 消除體味

身體散發惱人體味可能來自口腔、腋下或渾身出汗的汗臭味。

如果是口腔，可以用醋加在水

如果是口腔，可以用醋加在水中漱口；若是胃氣引發口臭，就建議喝蘆薈醋或木瓜醋來改善胃氣醋，才能真正解決口臭。

如果是從身體散發出來的臭味，就用糙米醋 50cc 注入水中泡澡除臭，也可以把糙米醋精擦在腋下來除臭。

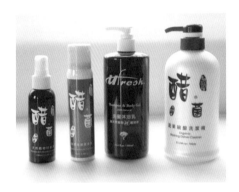

▲將糙米醋加水稀釋後放在瓶中噴灑出來，泡澡、除臭都非常方便、有效。

### 妙用 8. 傷口潰爛

細菌感染引發的皮膚病，可以用醋擦在皮膚上，達到殺菌消毒與止癢的功能。

治療香港腳的做法是把米醋稀釋溫水後，直接用來泡腳，或者是在洗澡後，將醋精直接塗抹在香港腳的傷口上。不過，千萬不可用化學醋，以免化學醋的成分引發破皮

的傷口發炎造成更嚴重的潰爛。其他的褥瘡，也可以用米醋來清洗傷口。剛開始會有一點刺痛，不過很快的傷口就會乾燥癒合。

### 妙用 9. 感冒發燒

流行性感冒引發的發燒，可以用老松醋加梅子醋稀釋大量的水喝下，發燒的狀況會緩解，而且感冒症狀不會繼續加重。

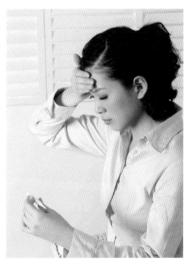

▲用老松醋加梅子醋稀釋大量的水喝下，發燒的狀況會緩解，感冒症狀不會繼續加重。

如果有喉嚨痛的徵兆，可以用梅子醋 40 cc 稀釋一倍的水，先含在口中後一飲而盡，有紓解喉嚨痛的奇效。要特別提醒的是，用喝醋來

紓解小孩子發燒，並不是立刻退燒，因為醋不是直接壓抑身體發燒，而是幫助身體對抗病毒與細菌。所以，發燒的情形會起起落落，週期拉長，父母要有心理準備，才不會驚慌。但是用醋對抗感冒，可以增強小孩子的免疫力，就不容易罹患感冒。

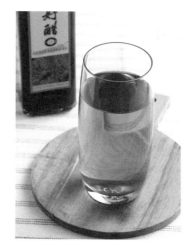

▲用一點老松醋輕輕擦拭受傷部位，促進血液循環，去瘀血，加速修復皮下組織。

## 妙用 10. 跌打扭傷

運動或不慎跌打扭傷，造成微血管破裂，引發紅腫疼痛，立即處理的方式是先冰敷一下，千萬不要搓揉，以免紅腫得更嚴重。然後用一點老松醋、純米醋或銀杏醋，輕輕的擦拭在受傷的部位，醋能促進血液循環，使瘀血的部分很快的被組織吸收，並加速修復皮下的組織。

如果是皮膚表面的擦傷或刀傷，也可以用純米醋清洗傷口，再進行透氣包紮。因為，純米醋含有豐富的胺基酸，雖然有點刺痛，但是消炎殺菌的效果很好，而且傷口癒合的速度很快。

要注意千萬不要用化學醋，因為冰醋酸不僅對傷口的癒合沒有幫助，還會造成其他的傷害。

## 妙用 11. 蚊蟲叮咬

進行戶外活動，享受大自然的洗禮，最怕蚊蟲叮咬，有時候一經叮咬立刻腫脹，通常是因為蚊蟲釋放大量的酸性物質，殘留在皮下組織，所以奇癢難耐，有時候還會紅腫疼痛。若能隨身攜帶一小瓶純米醋，此時即能派上用場，就是將純米醋塗抹在傷口上，即能立刻止癢。倘若蚊蟲毒性很強，患部有發熱紅腫的現象，不必擔心，很快就能緩解。

同樣要提醒，千萬不要用化學醋塗抹。

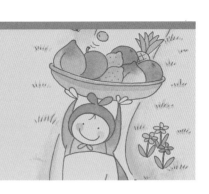

# 第4章
# 喝醋解惑 Q&A

## Q1. 喝醋一定要稀釋水嗎？可以用熱開水稀釋嗎？

　　人體的組成有 70％ 是水，這 70％ 中有 90％ 是存在血液中。供給身體乾淨好水是很重要的。喝醋稀釋水的目的是為了幫助身體循環代謝。醋的有機酸要進入小腸吸收循環到血管中需要水分一起來幫忙清理，所以即使不喝醋也要多喝水。醋要稀釋開水，可以用溫開水，但是不要超過 60℃ 才不會把好菌與酵素破壞掉，否則就可惜了。

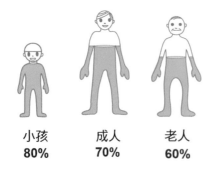

小孩 **80％**　　成人 **70％**　　老人 **60％**

▲人體水分小孩有大約有 80％，成年人則約是 70％，老年人就會下降至 60％。

## Q2. 稀釋過的醋能不能放在塑膠容器？能保存多久？

　　醋最好放在玻璃容器，如果因為要出門，考慮攜帶方便，醋稀釋過後可以放在塑膠容器，不過要注意選擇可耐酸又可重複使用的塑膠容器。

　　千萬不要用包裝水的瓶子，因為那些塑料瓶的原始設計不是讓您重複一直使用的，瓶身很薄一捏就扁，不適合用來裝醋。

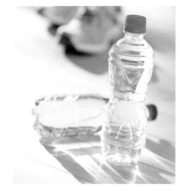

▲醋稀釋後可以放在耐酸可重複使用的塑膠瓶裡面，圖示這類瓶身很薄一捏就扁的則不行。

稀釋過的醋水分提高，酸濃度降低，容易在開罐飲用過程被感染，最好在8個小時內喝完，不要反覆進出冰箱。更不要把醋水悶在汽車中，因為夏季停置的汽車中溫度甚高，稀釋過的醋水容易產生異味。

## Q3. 能不能把不同口味的醋混在一起喝？

只要都是純天然釀造的醋，都可以把不同口味的醋與不同比例混合後飲用。因為成分不同，所以有加乘的效果。唯一要考慮的是風味相容，可別混合多種醋之後，不喜歡那味道，不喝就浪費了。

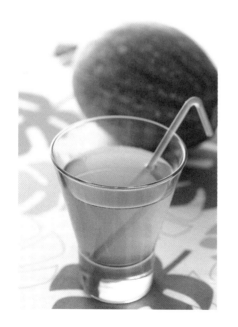

## Q4. 什麼人不能喝醋？

只要醋是純天然釀造的，任何人都能喝醋，因為醋是經過發酵釀造，所以原材料的屬性已被微生物改變了。有些人會擔心體質虛寒不敢喝醋，其實醋屬於溫性的，不是寒性的，稀釋開水的醋水是健康的飲料，所以任何體質都能喝。

有些人一喝醋之後，身體立刻出現一些症狀，這通常是醋加速了身體的新陳代謝，不必擔心，身體會自我調節，症狀會自然消失。

## Q5. 喝醋期間有沒有禁忌？每天喝醋的量有沒有上限？

喝醋期間最大的禁忌就是飲用高糖、多香料色素與防腐劑的人工飲料，那些飲料引發皮膚出現各種症狀、過敏體質，嚴重的肝腎都出問題。如果喝飲料與吃冰，會讓體內溫度下降，消化系統嚴重受干擾，好醋很難作用。

至於喝醋，只要依循稀釋原則，要過量實在不容易。每餐餐後

以 30ml 稀釋十倍以上的開水飲用，如果三餐都認真執行喝醋，每天加總原醋液約 90ml，量不多。只要是純天然釀造的醋，這樣的量很安全。喝的量超出一些也無妨，身體會自動調節排泄掉，不必擔心。

## Q6. 空腹能不能喝醋？

純天然釀造醋即使空腹喝也不會傷害身體。但是強烈建議飯後喝，是因為醋能幫助胃腸消化吸收，醋的有機酸可以與食物中的營養素結合，讓身體順利吸收，還能把消化過程分解出來的廢物螯合帶離身體，一舉數得，所以儘量在餐後喝醋，健康又安心。

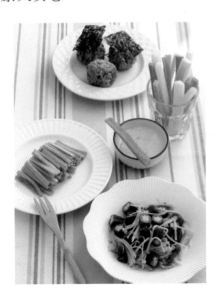

## Q7. 吃藥能不能喝醋？

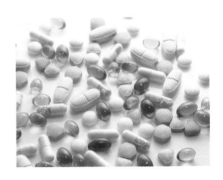

不同的藥物進入身體，身體吸收的部位不同，轉化機制不同。不要用醋水來配藥喝，是避免藥物尚未對身體產生效果就被醋代謝掉。所以建議喝醋與服藥，兩者至少間隔三十分鐘以上。

## Q8. 好轉反應會持續多久？

好轉反應的期間長短，通常與病友的病症之服藥量與時間有關。

如果病友有多重病症，服藥控制症狀的時間已持續多年，那喝醋之後，有可能會輪流出現各種的症狀。表面症狀看似變嚴重，其實是身體調節的必經過程，如果此階段放棄繼續喝醋，實在非常可惜。因為那些不適症狀會自然痊癒。

好轉反應持續的時間短則兩

天，有的長達一個月，一個月之中身體出現各種情況，從疲倦、口渴、痠痛到排便次數增加等各種現象。

## Q9. 孕婦能不能喝醋？什麼醋孕婦不能喝？

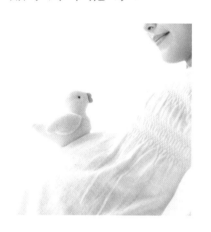

懷孕的準媽媽可以飲用天然釀造醋，特別是梅子醋對孕婦最好。

因為孕育寶寶母體必須供應各種營養，母體必須充分有機酸才能使小腸吸收鈣質，讓胎兒順利發育，所以孕婦想吃酸的食物，實在是身體發出的訊號，所以純天然釀造醋最適合懷孕的婦女，不只提供胎兒營養，同時整個懷孕的過程比較不會孕吐、疲倦與胃脹和便祕。

唯有紅麴醋不建議孕婦喝，因為紅麴醋的效果是降血壓、膽固醇，婦女懷孕期間體質特殊，有的血壓升高是身體自我調節，生產後即自行恢復，所以不需要用紅麴醋來調整。

## Q10. 小孩幾歲後可以喝醋？

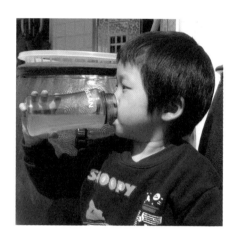

一歲以後的孩子就可以喝醋。建議給小孩子喝的醋，稀釋開水的倍數高一點，加一點蜂蜜也可以，避免第一次喝醋，酸味就把小孩子嚇到了。通常孩子喝幾天之後，會習慣酸味，耐酸度也會提高。

好醋的回甘，非常止渴，孩子之後會主動要求喝醋。一段時日之後，會發現孩子的免疫力提昇，不易感冒，而且體能會變好。

## Q11. 喝醋會不會造成滿口爛牙？

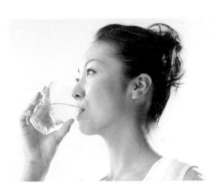

不大量添加糖的純天然釀造醋絕對不會傷害牙齒。有些人喝醋喝到滿口爛牙，可能是喝了添加大量蔗糖與化合物的飲料醋，因此有種說法：「喝完醋要漱口」，我質疑那種喝過必須漱口的醋，如果牙齒會受不了的醋，那胃更受不了。因為那些高糖又充滿色素香料與防腐劑的飲料對牙齒的傷害才嚴重，純天然釀造醋的醋酸柔和不尖酸，有些人因為牙週病或牙齒敏感，一喝到醋就覺得牙齒酸軟，這是因為醋酸刺激已經生病的口腔。

其實未經加熱的生醋含有豐富的益生菌與醋酸，是能抑制口腔內的壞細菌，但是若無法耐受酸味，那麼建議可以用吸管喝醋，不要讓醋接觸牙齦與牙齒。

## Q12. 胃潰瘍能不能喝醋？

有人喝醋喝到胃潰瘍；有人胃潰瘍喝醋喝到好，為何會如此？真正的關鍵在醋的成分不同。胃潰瘍病友一定要喝純天然釀造醋來幫助胃的消化功能。因胃酸是酸度很高的鹽酸，胃酸的功能就是消化，雖然胃受傷了，但我們還是每天進食，讓胃工作，純釀造的好醋能有效幫助胃消化。

如果醋是合成或用酒精、冰醋酸速釀的，那必定單薄尖酸、刺激嗆辣，喝進胃以後直接傷害黏膜，會使胃潰瘍更嚴重。但是純天然釀造醋的胺基酸會緩和醋酸，醋酸幫助消化又能緩解胃灼熱不適。豐富的維生素會修護黏膜組織，幫助潰瘍復原。只是曾受幽門桿菌感染而胃不適的病友，喝醋的前幾天會覺得胃脹脹的不必擔心。

## Q13. 喝醋會不會造成骨質疏鬆？

喝好醋能補充鈣質，不會造成骨質疏鬆。因為醋酸結合食物中的

鈣質形成醋酸鈣，讓骨骼順利吸收。

骨質疏鬆是因為骨骼中的鈣離子不斷流到血液中，讓血液維持在弱鹼的穩定狀態，鈣一直流出來用；但是沒補進去，骨密降低造成骨質疏鬆。所以源頭是不要過度攝取蛋白質與糖類，讓血液與組織間的體液酸鹼適宜，骨骼中的鈣就不會一直流失。鈣本來就不易被人體吸收，任意服用鈣片只會造成結石堆積。

喝好醋補充鈣質簡單又有效，只要注意別喝化學醋或大量放糖與香料的酒精醋即可。

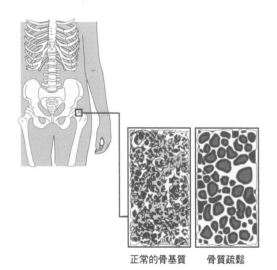

正常的骨基質　　骨質疏鬆

▲釀造醋所含的醋酸能結合食物中的鈣質形成醋酸鈣，讓骨骼順利吸收，自然不會造成骨質疏鬆。

## Q14. 喝醋改善身體之後，能不能停止喝醋？

喝醋不會有依賴或副作用的問題。不要用服藥的心情喝醋，放心的把好醋當成健康的飲料。喝醋把身體的疾病調理好了以後，只要保持充足睡眠，規律健康的飲食，停止喝醋是可以的。如果因為身體恢復健康，就故態復萌，肆無忌憚的吃喝，那麼身體還是會呼喚你趕快找醋來喝的！

## Q15. 怕酸的人，喝醋能不能加蜂蜜？

好醋與蜂蜜是絕配。真正蜜蜂採集的蜂蜜，清甜又營養，與好醋搭配自然是美味可口。要注意的是喝多少，調多少，直接調和在杯子裡。否則稀釋開水之後，酸濃度降低，蜂蜜會再發酵變酸。如果您調的蜂蜜醋飲，放在常溫下，始終不變味，可要懷疑那蜂蜜是不是人工調製的果膠糖水。

## Q16. 醋能不能混合果汁或冷泡茶來喝？

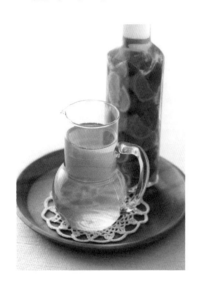

好醋可以和新鮮的果汁或冷泡茶混合飲用，而且風味還不錯。但是若是葡萄柚汁混合醋就建議服藥的病友不要喝，這種葡萄柚果汁醋飲會干擾藥物在體內的作用。還有熱水沖泡的茶也不適合調醋，因為茶葉遇熱會釋放出單寧酸，又酸又澀恐怕難以入口。

## Q17. 如果身體健康，只是喜歡喝醋，有沒有好喝的配方組合？

如何讓有益身體健康的好醋成為即飲的飲品，是值得努力的目標。

但是一旦把醋以水稀釋裝成罐裝飲料就必須面對保存的難題。日本用「醋吧」創造醋成為健康飲料，在鐵路車站的月台，現調醋飲料，讓行人帶走飲用。有點像台灣的手搖飲和泡沫紅茶。

環顧台灣林立的泡沫紅茶店、咖啡店與酒吧，如果好醋也能成為隨處可得，而且要好喝又方便，對國人的身體健康必定大有幫助，西方國家把各種酒與果汁或調味品混合而成的飲料稱為雞尾酒，醋也能發展這種混合的喝法，不只口感豐富，而且營養健康。

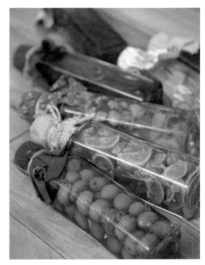

▲本書提到了釀造醋，隨意將兩到三種搭配起來，美味、營養又健康。

## Q18. 為什麼喝醋之後，會覺得身體變得更疲勞想睡覺？

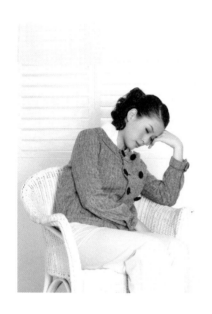

喝醋最主要的功效就是幫助清除堆積在肝膽的毒素，當身體的精力用來清理毒素時，喝醋初期產生的疲勞感是正常的現象，身體需要多一點睡眠來休養生息。因此喝醋初期會覺得疲勞甚至比平常還累，出現昏昏欲睡的情況。最好的方法就是多喝水，盡量多休息，早點睡覺。身體自己調節之後，自然會恢復，而且精力會明顯變好。

## Q19. 生理期來時，可以喝醋嗎？

一般生理期正常的女性是可以正常喝醋的。但如果有子宮肌瘤的女性，則建議見紅開始三天先暫時不要喝。

因為生理期本來就是身體的新陳代謝，喝醋也同時在排除毒素，身體會自行選擇優先順序。所以瘦弱蒼白型的女性，月經來潮時喝醋，容易出現經量變少；豐腴多肉型女性則多會排出大量血塊。為了讓身體有充足的氣血能量來代謝子宮內膜的經血，我建議見紅休息三天不要喝醋。

## Q20. 喝醋後還能不能吃保健食品？兩者有無衝突？

只要是純天然釀造的好醋，沒有添加任何化學合成物，好醋並不會與任何保健食品產生衝突，醋還能幫助保健食品的分解吸收，特別是鈣的成分，在醋的作用下，才能順利進入血液中，讓成骨細胞易於吸收。

# 第 **4** 部
# 醋進健康生活的
# 54 種選擇

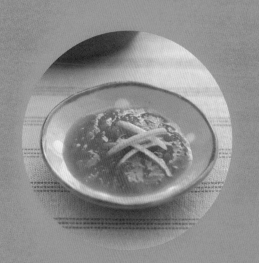

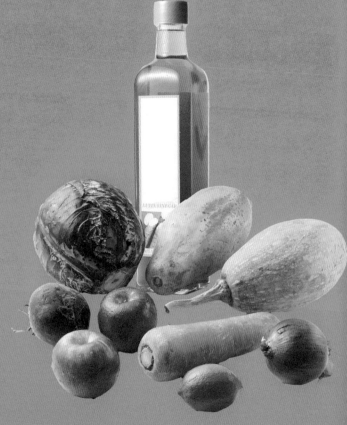

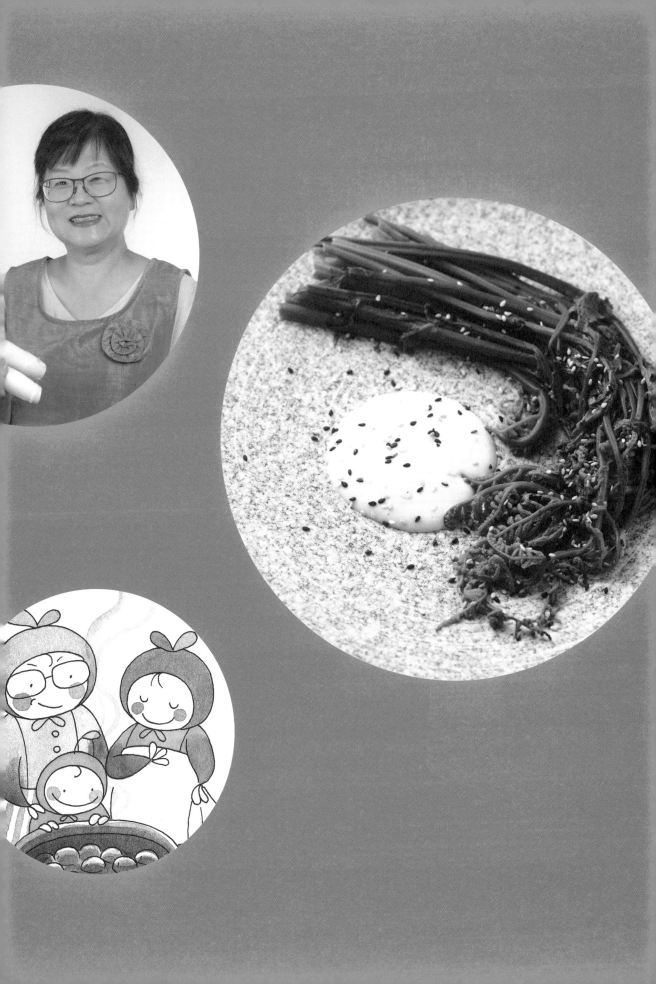

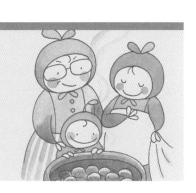

# 第1章
# 10款醋醬自己做，
# 開胃&百搭各式料理

　　醋能為其他調味品提味，所以用醋為基底，不論是醃漬蔬菜水果，或與其他調味品相調製，都能呈現出美味可口的風味，所以自製醬料時可應用醋大膽嘗試。原則上泡醋DIY中泡過醋的剩餘材料都可再生利用，就是直接用調理機打碎後，直接食用或對水飲用。若短時間內就要食用，則可用新鮮的材料醃漬醋亦可。

　　食之滋味：酸、甜、苦、辣與鹹，天然材料原味最佳。只不過有時為了增加食慾，人們還是習慣使用一些醬料入味或作為蘸料之類。時下五花八門的醬料琳瑯滿目、各具風味特色，也能滿足各種口味的需求，但是若能以純天然發酵釀造的食品當做調味料，可避免間接吃到過多防腐劑與添加物。自製醬料新鮮有可口，以醬油、醋與味噌來調製還能吃到許多酵素與營養素。

　　建議為了健康起見，在飲食上還是儘量以低溫不熱炒、不油炸，香氣與脂肪從新鮮未加味的堅果來提供；不用現成的沙油醬。用純天然釀造的醋與醬油來調味，真是「百味醬中生，醬能出好料」。這些概念也會運用在以下章節的食譜中，以天然材料尋找最適合身體的油脂及營養為優先。

　　為了保持醋醬的新鮮度，建議以一週內所需的分量來製作，如果是首次嘗試自製醋醬，不妨先以單人分製作，一方面試試看合不合自己的口味，再則也方便保存。

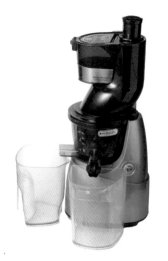

▲泡醋DIY中泡過醋的剩餘材料可用調理機打碎後，直接食用或對水飲用。

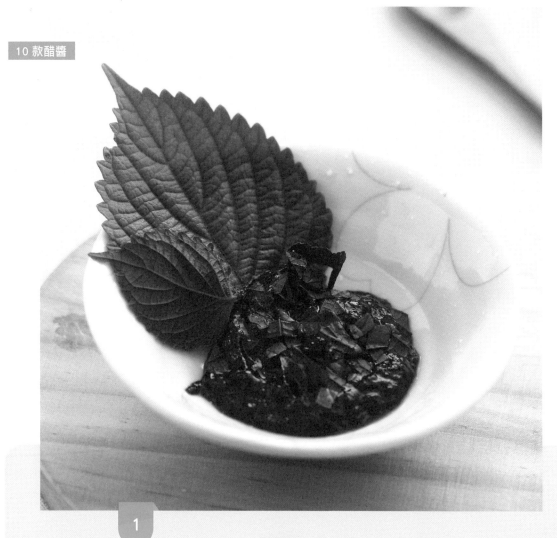

**1**

# 紫蘇梅醋醬

**食材**

· 新鮮紫蘇葉數片
· 醃製的梅子 10 顆
· 釀造糙米醋適量

**做法**

1. 依所需分量加入釀造糙米醋，如是一人分則淹過所有材料。

2. 將上述二樣材料放入調理機或果汁機內，高速打碎即可。

注意事項　❶紫蘇是一整支的也可以。
❷梅子必須去除果核，如果怕酸的人可酌減。

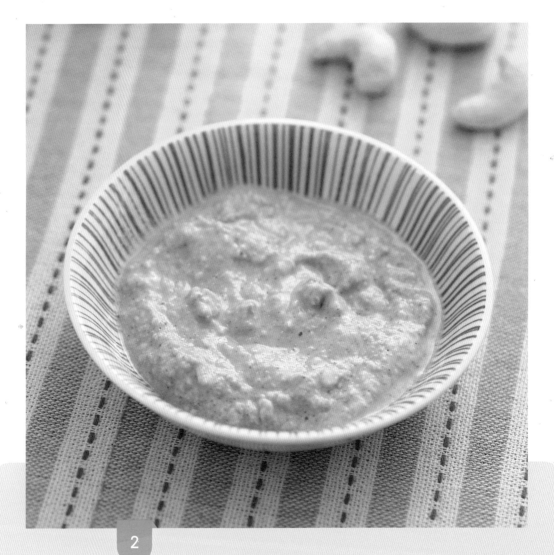

## 2

# 堅果泥醋醬

**食材**

· 新鮮堅果數顆。
· 釀造糙米醋適量

**做法**

1. 釀造糙米醋以放入機器後需淹過所有物料為準。

2. 即刻高速打碎，因堅果類較硬，需增加轉數或多打幾次即可。

**注意事項**

❶選擇胡桃、腰果、杏仁皆可，但請勿選用加工品或零食類的堅果（鹽量過高），製醬後會過鹹。

❷如對堅果類過敏，請勿嘗試。

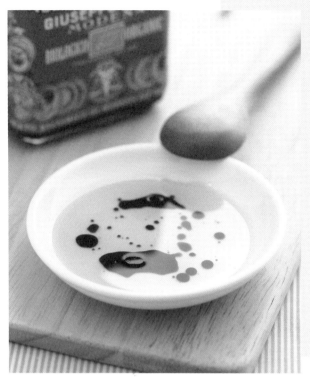

## 3 義式油醋醬

**食材**

· 新鮮橄欖油，3 大匙（約 45cc）
　左右
· 釀造糙米醋 1 匙（約 15cc），與
　橄欖油的比例約 1：3

**做法**

1. 將上述二樣材料混合。
2. 用力攪拌讓油醋充分乳化即可。

## 4 檸檬蜂蜜醬

**食材**

· 新鮮檸檬 2 顆
· 天然蜂蜜約 3 匙（約 15cc）
· 釀造糙米醋 1 匙（約 15cc）

**做法**

1. 檸檬清洗乾淨後榨汁，並切一些
　檸檬皮下來。
2. 以上所有材料攪拌均勻即可。

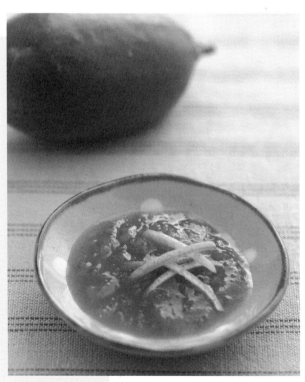

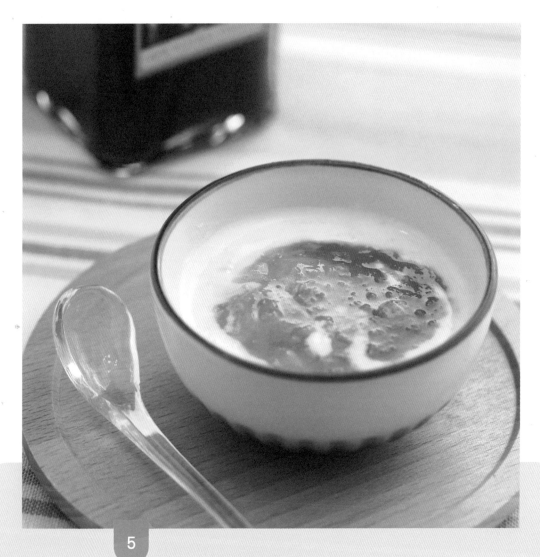

5

# 百香優格醬

**食材**

· 新鮮百香果 6 顆
· 無糖優格 1 杯
· 百香果釀造醋 1 匙（約 15cc）

**做法**

1. 百香果洗淨後切開，取出果肉。
2. 百香果果肉放入調理機或果汁機內輕打，把黑果籽濾出。
3. 倒入優格中攪拌均勻即可。

注意事項　優格 250cc 至 350cc 皆可。

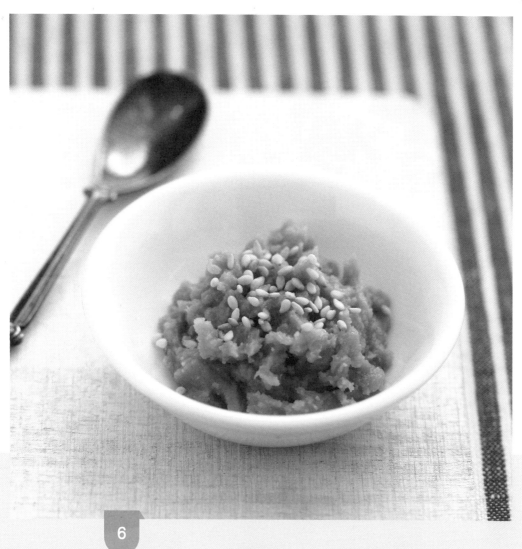

## 6

# 味噌芝麻醬

**食材**
· 白芝麻 2 大匙（約 30cc）
· 味噌 6 大匙（約 90cc）
· 蜂蜜 2 大匙（約 30cc）

**做法**
1. 將以上材料放入調理機中高速打碎即可。

**注意事項** 若分量少也可用缽以手研磨芝麻，再混合味噌與蜂蜜即可。

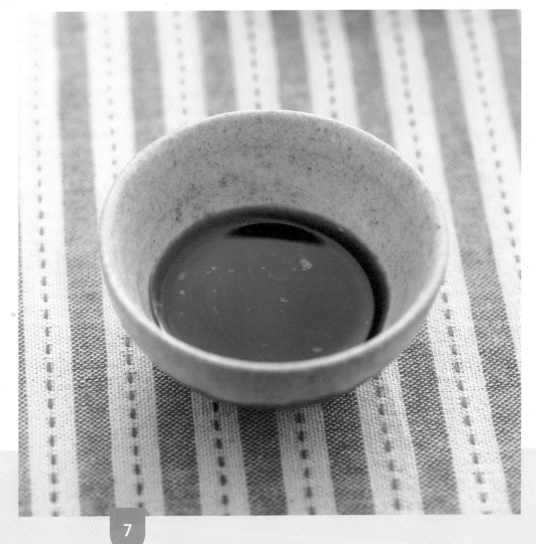

7

# 醬油昆布醬

## 食材

· 昆布數片
· 純天然釀造醬油 6 大匙（約 90cc）

## 做法

1. 先用水 180 cc 稀釋醬油。
2. 將昆布放入醬油水中煮沸，再一起放入調理機打碎即可。

**注意事項**　❶昆布建議使用新鮮的。如果是曬乾的昆布需泡水變軟。
❷此為三人分量，使用前請依個人口味酌量使用。

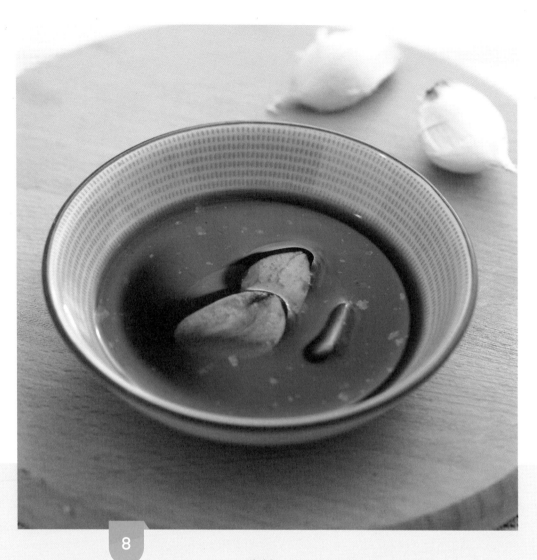

**8**

# 醬油蒜蓉醬

**食材**

· 大蒜數瓣
· 純天然釀造醬油 4 大匙（60cc）
· 原色冰糖 1 大匙（15cc）
· 釀造糙米醋 1 大匙（15cc）

**做法**

1. 將上述材料放調理機，高速打碎即可。

注意事項　❶要用整顆完整的大蒜，清洗後依需求剝下數瓣使用。
　　　　　❷糙米醋與冰糖能減鹹提鮮甜，可視口味酌量使用。

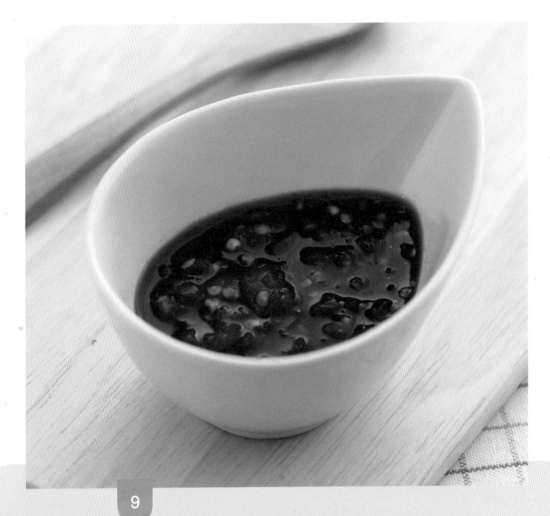

9

# 甜辣蒜油醬

**食材**

· 新鮮辣椒 10 條
· 新鮮大蒜 2 顆
· 原色冰糖 4 匙（60cc）
· 橄欖油 20 匙（300cc）

**做法**

1. 先將辣椒洗淨晾乾。
2. 與大蒜與冰糖一起放入調理機，高速打碎。
3. 把打碎的材料放入橄欖油一起加熱後，再放入玻璃瓶即可。

**注意事項**

❶ 紅辣椒比較辣，可以適量加入黃色及綠色辣椒平衡口感。
❷ 大蒜怕蒜味重的人可酌量使用。
❸ 希望甜味較重可自行增加冰糖分量。

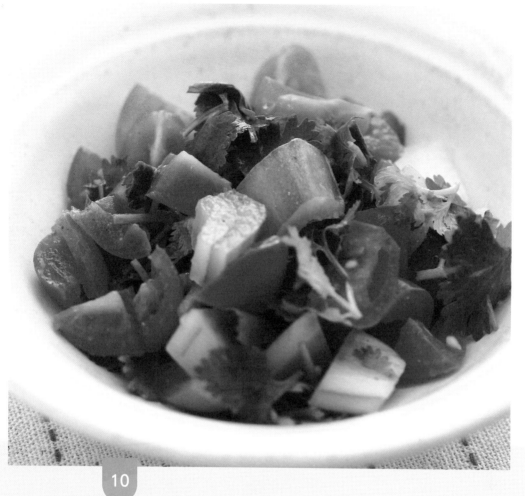

## 10

# 西式莎莎醬

### 食材

· 新鮮紅番茄 3 顆
· 洋蔥半顆
· 香菜（芫荽）2 株
· 釀造糙米醋 2 匙（60cc）

### 做法

1. 洋蔥去皮去蒂對半切，取半顆使用；香菜要取所有葉片。

2. 將材料全部切丁，加入釀造糙米醋浸漬 2 小時。

3. 再將全部材料放入調理機，高速打碎呈醬狀可蘸或拌食用。

**注意事項**

❶ 使用聖女小番茄的話，需增加至 20 顆左右。
❷ 材料切丁浸漬後即可食用，亦可打碎變成莎莎醬狀蘸或拌食用。

# 第2章
# 一星期28道貼心套餐，吃出健康與美味

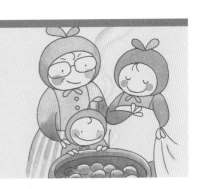

　　我喜歡簡單有原味的食物，我要容易上手又不會把廚房弄得像戰場的烹調方式，我喜歡在享受食物的同時感受幸福的滋味，雖說喝醋好處那麼多，但是有很多人還是因為想像酸而無法喝醋，因此我想把醋融入每日餐食裡，讓簡單、易學、無負擔的健康蔬食幫助怕酸的朋友可以簡單樂活慢慢食。

## 輕鬆做飲食原則

　　一週七套低卡好味易烹調，生機蔬食全方位上菜。這是七套全蔬食的餐飲，一個月之中只要選擇一週七日來清理腸胃，就可以給身體能量及活力，高纖低鹽好味料理，沒有高溫爆炒；沒有油炸；只有水煮與水蒸。可以熱熱吃；冷了也好吃。可以在家吃；也可裝成餐盒帶出去野餐。可以一個人自己吃；也可以一群人共同享受。料理方式簡單，新手上廚一次便成功。

### 菜單的核心精神

- ✓ 五色蔬果均衡搭配
- ✓ 以各種堅果取代加工過的油脂
- ✓ 完全以純天然醬料來提供酸甜鹹鮮辣的味道
- ✓ 必有一道蔬菜生食以便攝取酵素與維生素
- ✓ 完全低溫調理保持食材原味營養不流失
- ✓ 簡單的烹飪器具無油煙，一個人也能做來吃

　　因此這套菜單，你只需要一趟出門採購就能把一週菜單所需的材料全備齊。只需要簡單的電鍋、烤箱、果汁機或調理機等器具即可，是標準的「無油煙烹調方式」。

　　依照心情每天一套可以帶去辦公室與同事分享；可以和家人共進晚餐；也可以一個人慢慢享用。請一定要細細品味天然蔬菜的口感，當蔬菜與釀造好醬相遇融合在一起的豐富滋味，多層次的味覺饗宴。

以下列出採購清單和一週食譜列表：

採購清單

| 調味料 | 橄欖油、黑豆醬油、味噌、糙米醋、海鹽 |
|---|---|
| 堅果 | 胡桃、腰果、芝麻 |
| 葉菜類 | 綠花椰菜、西芹、蘿蔓、高麗菜、彩椒、秋葵、四季豆、小黃瓜 |
| 根莖類 | 地瓜、南瓜、馬鈴薯、山藥、牛蒡、紅蘿蔔、紫洋蔥、秋葵、玉米 |
| 水果 | 蘋果、番茄 |
| 其他 | 豆腐、香菇、鮮木耳、精靈菇、金針菇、海帶芽、大蒜、嫩薑、辣椒、昆布、白米、黑米、米線、馬鈴薯麵包、海苔 |

一週食譜

| 週間 | 沙拉 | 小菜 | 熟蔬 | 主食 |
|---|---|---|---|---|
| 星期日 | 蘿蔓蘋果百香優格沙拉 | 醋梅漬小番茄 | 胡桃醬佐綠花椰菜 | 馬鈴薯麵包 |
| 星期一 | 西芹紅蘿蔔腰果沙拉 | 糙米醋泡南瓜絲 | 醬油秋葵金針菇 | 芝麻海苔黑白米球粒飯 |
| 星期二 | 黃瓜味噌佐昆布芽 | 醬香芝麻牛蒡絲 | 醋梅泥醬精靈菇 | 南瓜番茄腰果拌米線 |
| 星期三 | 黃瓜紅蘿蔔玉米馬鈴薯佛手柑醋沙拉 | 蜂蜜梅醋南瓜 | 腰果泥醋醬秋葵 | 活力粗穀雜糧飯 |
| 星期四 | 梅醬山藥胡桃 | 味噌甜辣海帶芽豆腐 | 金桔蜂蜜醬烤雙菇 | 香菇昆布醬汁燴米線 |
| 星期五 | 彩椒蘿蔓馬鈴薯鳳梨醋沙拉 | 醬油素燒馬鈴薯 | 醬油蒜蓉潤高麗菜 | 蘿蔓醋溜黑白米飯燴紫蘇 |
| 星期六 | 蒜辣香菜油醋拌黑木耳 | 梅子醋拌紫洋蔥海帶芽 | 四季豆醬蜜地瓜 | 梅醬黑白飯海苔壽司捲 |

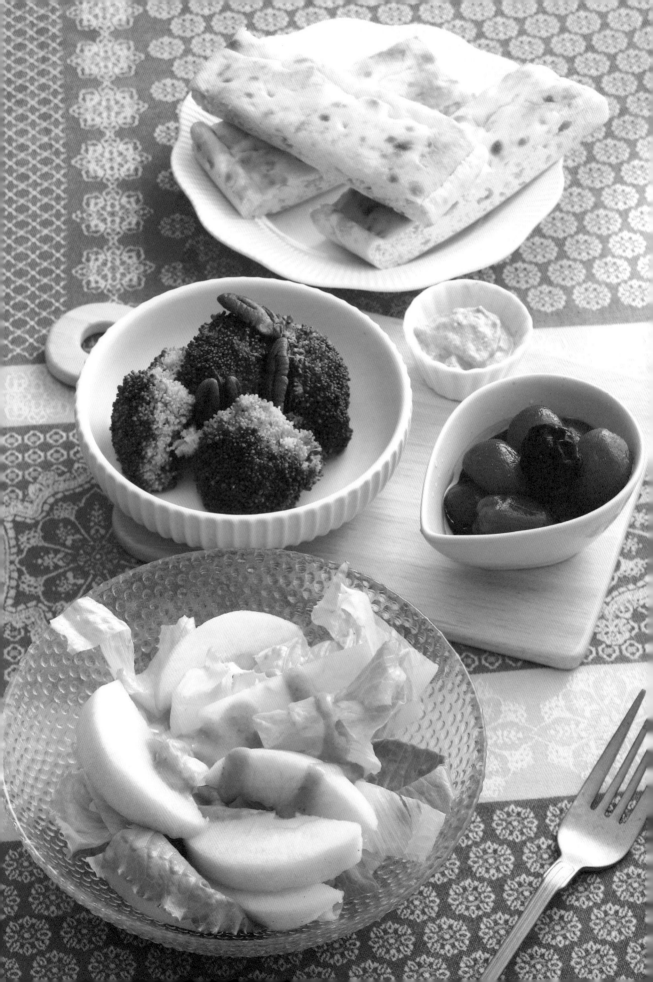

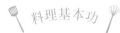

# 快樂星期天
# 輕鬆無負擔

　　多數上班族的星期天是休假天，如果你的休息日並非星期天，也可以將這天的食譜調整成你預計出遊或讓身心放假的那一日，這天可以採買預備一週食譜所需的食材。星期天的食譜用意在於**放鬆**，讓身體及心理都毫無壓力，用你最自在的**慢速輕鬆**料理這一餐。

> **料理基本功**
>
> 電鍋或電子鍋、食物調理機或高速果汁機是基本的設備，這道菜不用任何油品、炒鍋，但會密集使用你的雙手，因此製作每道菜時，手部清潔是不可或缺的步驟。

## 沙拉　蘿蔓蘋果百香優格沙拉

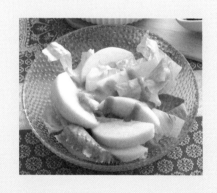

**食材**

· 新鮮蘋果 1 顆
· 新鮮蘿蔓葉 7 ～ 8 片
· 百香醋及優格各 1/2 杯（約 118cc）

**做法**

1. 蘋果清洗後削皮至約一口可吃的大小，一顆切片擺盤。
2. 新鮮蘿蔓葉單片摘下後，請用清水徹底清洗乾淨，放入盤中。
3. 將百香醋及優格一起放入調理機或果汁機內，高速打碎即成沙拉醬。

**注意事項**　　將沙拉醬放入乾淨塑膠袋後，取最下方一角剪破後，即可擠出適量醬汁。

**小菜** **醋梅番茄果**

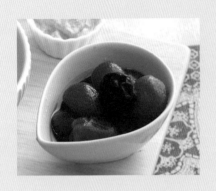

**食材**
· 新鮮小番茄 6 ～ 10 顆
· 醃製過的青梅 4 ～ 5 顆

**做法**
1. 小番茄清洗過後去蒂，直接擺盤。
2. 醃製過的青梅數顆，加入小番茄的盤中即可食用。

**美味秘訣：** 醋梅的酸搭配小番茄的甜度，入口後清新爽口，這是非常健康的前菜。

**注意事項** 如喜愛醃製梅的湯汁也可酌量淋在小番茄上增添風味。

---

**熟蔬** **胡桃佐綠花椰菜**

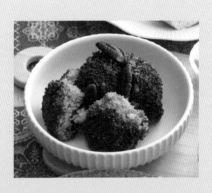

**食材**
· 新鮮胡桃數顆
· 新鮮花椰菜大顆約 1/2，小顆可取 1 顆使用
· 堅果泥醋醬一碟（做法可參照 p\*\*）

**做法**
1. 新鮮胡桃可用刀背輕剁，稍微敲成小碎塊方便一次入口。
2. 將花椰菜徹底清洗，取下單朵後再次用清水洗淨，擺入沙拉碗中。
3. 胡桃碎片灑在花椰菜上。
4. 沾著堅果泥醋醬一起吃。

**注意事項** ❶新鮮胡桃勿過量攝取，以 15 顆為限。❷核桃是本日食譜中供身體所需的油脂來源，不愛胡桃可換其他堅果，但是千萬不可以用零食類的堅果取代新鮮品，因為加工食品含鹽量過高。❸沾醬是為了讓口感更好，也可選擇其他的自製醋醬搭配。

**主食** **馬鈴薯麵包**

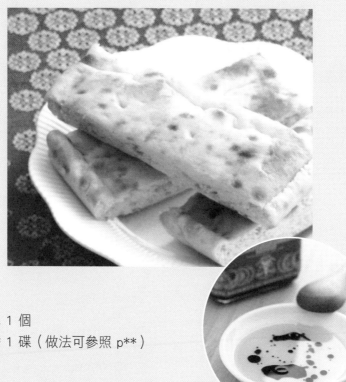

**食材**

· 馬鈴薯麵包 1 個
· 義式油醋醬 1 碟（做法可參照 p**）

**做法**

1. 將麵包切片。
2. 用義式油醋醬沾著吃。

注意事項　將沙拉醬建議可沾一點義式油醋醬搭配食用，或直接吃麵包也可以，但千萬不要沾食大量人工色素製成的果醬，這一沾就因此破功──不健康。

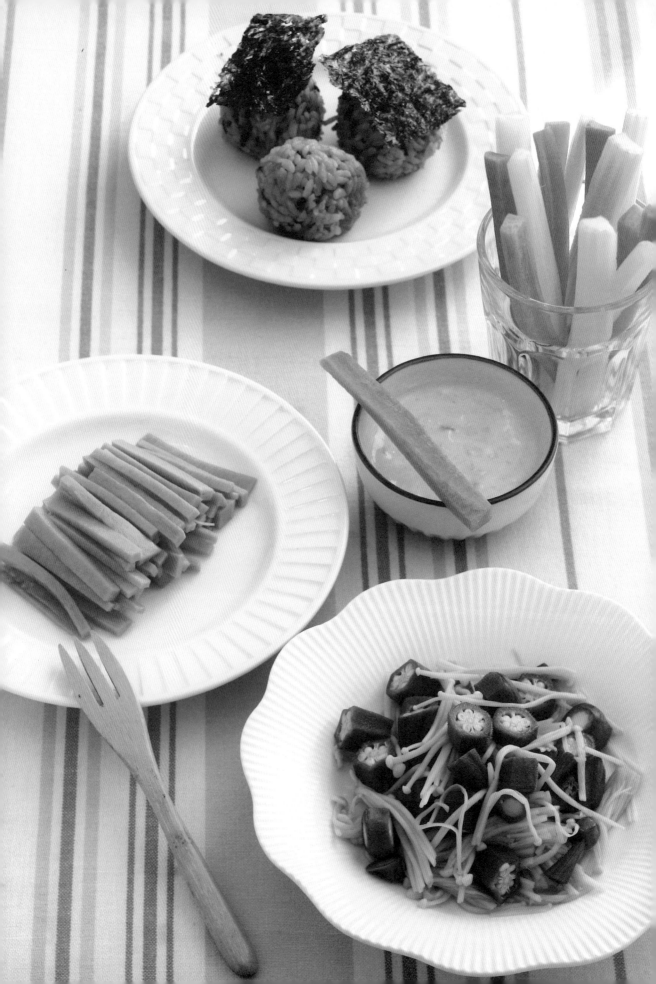

# 開心星期一
# 營養好健康

又要展開工作一週間，心情一定要保持開心的狀態。好好給自己一餐滿滿的營養，讓頭腦清晰、情緒穩定，這天的食譜用意在於**健康**，讓身體及心理都感到舒適不會因食物增加身體額外的負擔。

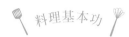

料理基本功

減少進食油炸類食物，會令人擔心身體所需的油脂來源如何攝取，其實大自然許多產物就能提供需求，因此製作今日食譜也安排了腰果，讓你無油炸無油煙也有好脂肪。

 **沙拉**　西芹紅蘿蔔腰果沙拉

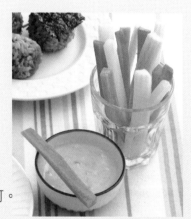

**食材**

· 新西芹菜 1 顆
· 紅蘿蔔 1 枝
· 腰果約 8 ～ 10 顆

**做法**

1. 西芹菜清洗過後去根，將莖葉切至適當尺寸即可。
2. 紅蘿蔔清洗後切絲，入鍋煮軟後，放入碗中。
3. 腰果可直接放入沙拉碗中，或用刀背壓碎再食用。

注意事項　❶本餐搭配堅果泥醋醬（做法可參照 p**），但可依口味選擇本書任一醋醬做蘸醬淋在沙拉上。❷腰果是油脂來源，也可換胡桃等其他堅果，但不可以用零食類的堅果，因以免鹽量過高。

**小菜** **糙米醋泡南瓜絲**

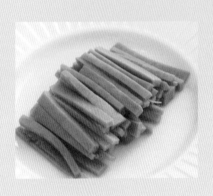

**食材**

· 新鮮南瓜 1 顆（試個人食量而定，可切成半顆或 1/3 顆）
· 糙米醋 1 小碗。

**做法**

1. 南瓜清洗過後切塊去籽、去皮、再切成長條狀。
2. 將糙米醋倒入南瓜絲拌勻，浸漬 3 小時即可。

 **熟蔬** **醬油秋葵金針菇**

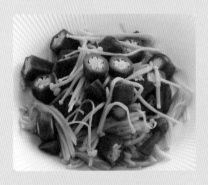

**食材**

· 秋葵數根
· 金針菇 1 把
· 醬油昆布醬 1 碟（做法可參照 p**）

**做法**

1. 把秋葵與金針菇，入鍋燙煮至熟。
2. 食用時蘸取醬油昆布醬即可。

**主食** 芝麻海苔黑白米球粒飯

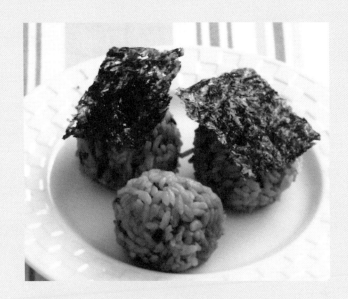

**食材**
· 白芝麻 1 小把
· 海苔片或海苔絲數片
· 黑白米飯 1 大碗

**做法**
1. 米飯洗淨入電鍋蒸熟後，取手掌大小將飯粒用雙手揉成小球狀。
2. 將球粒飯滾上白芝麻後，再取海苔片或海苔絲包起來，即可食用。

注意事項　海苔已有鹽味，因此煮飯或將米飯揉成球粒狀時，無需再放入任何調味料。

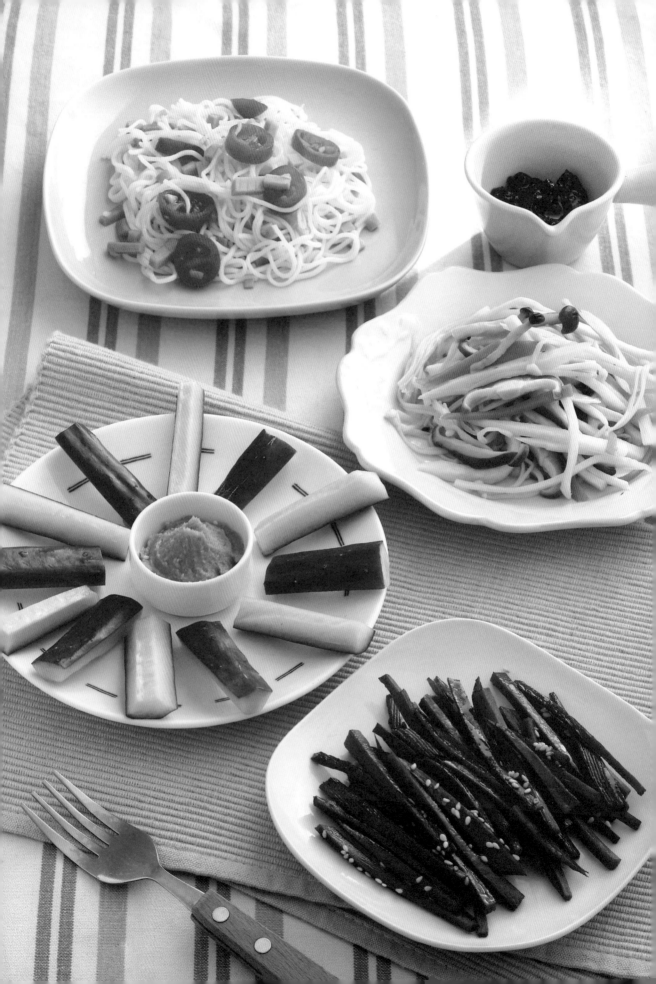

# 信心星期二
# 養生活力旺

星期二是衝刺日，因此保持高昂戰鬥力是必要條件，週二的食譜較多利用醬油及味噌的醋醬，搭配口感清脆的生菜，讓你的精神及體力都衝刺到百分百的滿格狀態，而且這一餐料理方式更簡單、迅速，把多出來時間讓你自由安排。

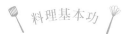

料理基本功

如果不敢生菜食小黃瓜、紅蘿蔔、芹菜等，可以將果蒂及果籽先除去後，用滾水燙幾分鐘再食用；如果因牙齒咬嚼的問題而必須吃更軟的食物，使用電鍋蒸熟後會更易入口。但燙熟或蒸熟後，生菜原本的青脆口感都會消失，因此處理前請先自行考量。

**沙拉**

## 黃瓜味噌佐昆布芽

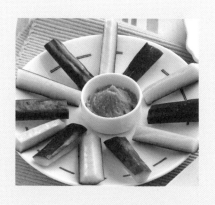

### 食材

- 小黃瓜 5 根
- 海帶芽 1 小碟
- 醬油蒜泥醬 1 小碟（做法可參照 p**）
- 味噌芝麻醬 1 小碟（做法可參照 p**）

### 做法

1. 小黃瓜清洗後對切後去籽、挖出溝狀後擺盤。
2. 海豆芽與醬油蒜泥醬拌勻後，放入盤中。
3. 將味噌芝麻醬倒入小黃瓜的凹槽中，即可食用。

注意事項 ❶將味噌芝麻醬放入乾淨塑膠袋後，取最下方一角剪破後，即可擠出適量醬汁。❷如果不敢生吃小黃瓜，可將小黃瓜先對切後去籽挖溝狀後再燙熟。

**小菜** 醬香芝麻牛蒡絲

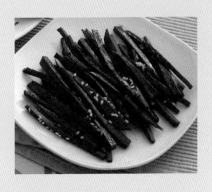

**食材**

· 牛蒡 1 根
· 白芝麻 1 小碟
· 醬油 1 小碟
· 糖少許

**做法**

1. 牛蒡清洗過後去皮切長條狀,再入水川燙。
2. 再把牛蒡入醬油與糖燒煮收汁,淋上白芝麻。

**注意事項** 醬油蒜泥醬也可改成醬油昆布醬。

**熟蔬** 醋梅泥醬精靈菇

**食材**

· 精靈菇 1 把
· 醋釀梅醬

**做法**

1. 精靈菇清洗後先煮軟。
2. 將醋梅果肉打成醬,拌入菇中即可。

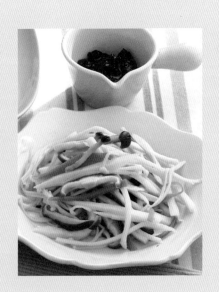

**注意事項** 醋梅泥醬當成蘸醬也可以。

**主食**

## 南瓜番茄腰果拌米線

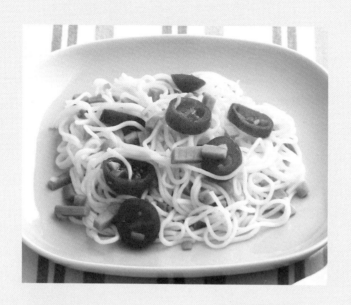

### 食材

- 米線 1 包
- 南瓜 1/4 顆
- 番茄 1 顆
- 腰果 1 小把

### 做法

1. 米線燙熟。
2. 南瓜去蒂、去皮、去籽後切成塊狀入鍋煮熟，再取出切成丁狀。
3. 將番茄與南瓜一起攪拌入米粉即可食用。
4. 取藥果用刀被，灑於欲食用的米粉碗中或

---

注意事項 ❶如是乾式米線要先泡開、泡軟後再加入一點鹽煮熟。❷把腰果壓成碎粒撒上，或打成泥漿狀拌入皆可。

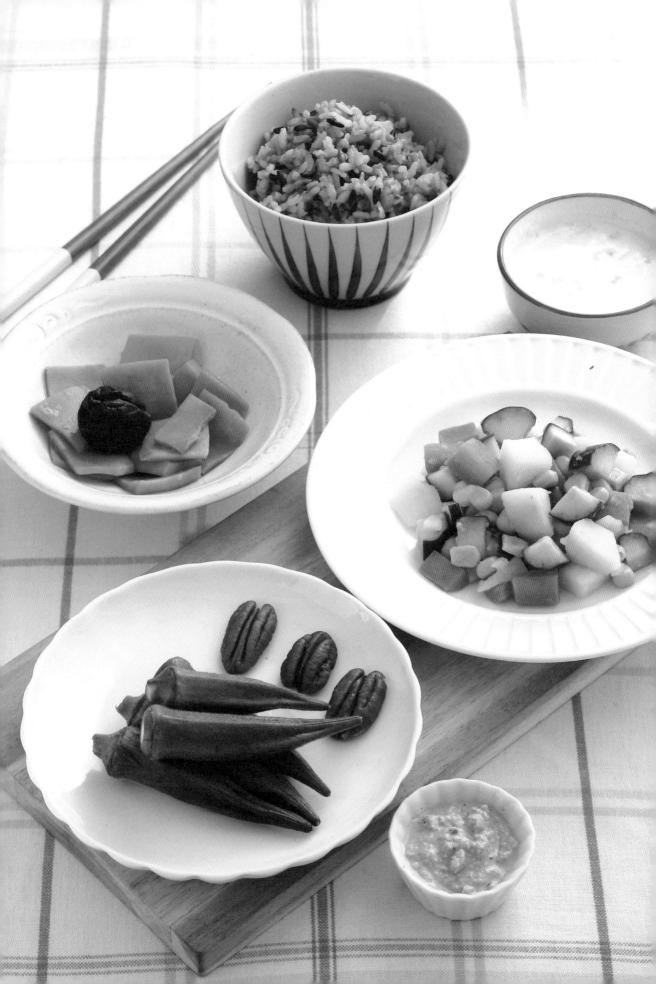

# 減壓星期三
# 保健好蔬果

很多人說週三是小週末，因為一週工作天已經度過一半了，心理上已經為自己減壓，因此這天的菜單讓你喝喝醋、吃吃雜糧飯，讓五臟六腑也運動一下，內部器官也一起來減壓。

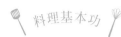

料理基本功

腰果是本日食譜中供身體所需的油脂來源，你可換其他堅果，但是千萬不可以用零食類的堅果取代新鮮品，因為加工食品含鹽量過高。

**沙拉**

## 黃瓜玉米紅蘿蔔馬鈴薯佛手柑醋沙拉

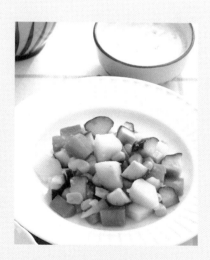

### 食材

· 小黃瓜 1 根
· 胡蘿蔔半根
· 玉米粒 1 碟
· 馬鈴薯 1 顆
· 橄欖油適量
· 佛手柑醋 15cc

### 做法

1. 小黃瓜、紅蘿蔔、馬鈴薯清洗後切成丁塊，以水煮熟或蒸熟。
2. 將玉米粒與上述材料一起拌勻。
3. 把佛手柑醋倒入橄欖油中淋上上述所有材料中即可。

**小菜** 蜂蜜梅醋南瓜

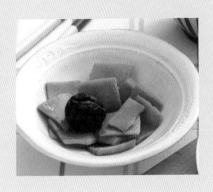

### 食材
- 南瓜 1/3 顆
- 蜂蜜適量
- 梅子醋 30cc

### 做法
1. 南瓜清淨後去皮、去蒂、去籽後切片狀。
2. 取一個保鮮盒用梅子醋醃漬南瓜片半天的時間。
3. 食用前淋一點蜂蜜在南瓜片上即可。

注意事項　蜂蜜的香甜配南瓜的香醇，非常甜蜜，是一到相當開胃的前菜。

**熟蔬** 腰果泥醋醬秋葵

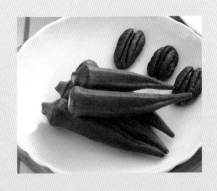

### 食材
- 新鮮秋葵數根
- 胡桃 1 把
- 堅果泥醋醬 1 碟（做法可參照 p**）

### 做法
1. 秋葵清洗後，放入熱水中燙熟後即可取出。
2. 把胡桃加入，再蘸堅果泥醋醬吃即可。

注意事項　❶堅果泥醋醬做為秋葵的蘸醬，非常香醇。❷如果想吃酸甜口味可換西式莎莎醬。

**主食** 活力粗穀雜糧飯

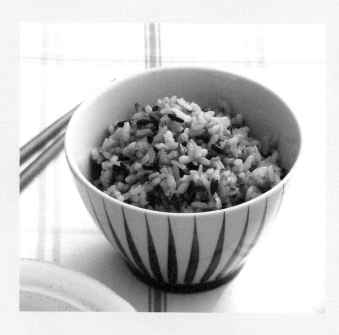

### 食材

・有機五穀雜糧米 1 杯

### 做法

1. 將五穀雜糧米放入電鍋蒸熟即可。
2. 另將有機糙米拌入黑米、一起放入電鍋。

---

注意事項　❶五穀雜糧米和有機糙米二擇一,皆可做為本餐米食。❷黑米補血,因此也可以換成紫米搭配五穀,不拘泥任一米飯皆可食。

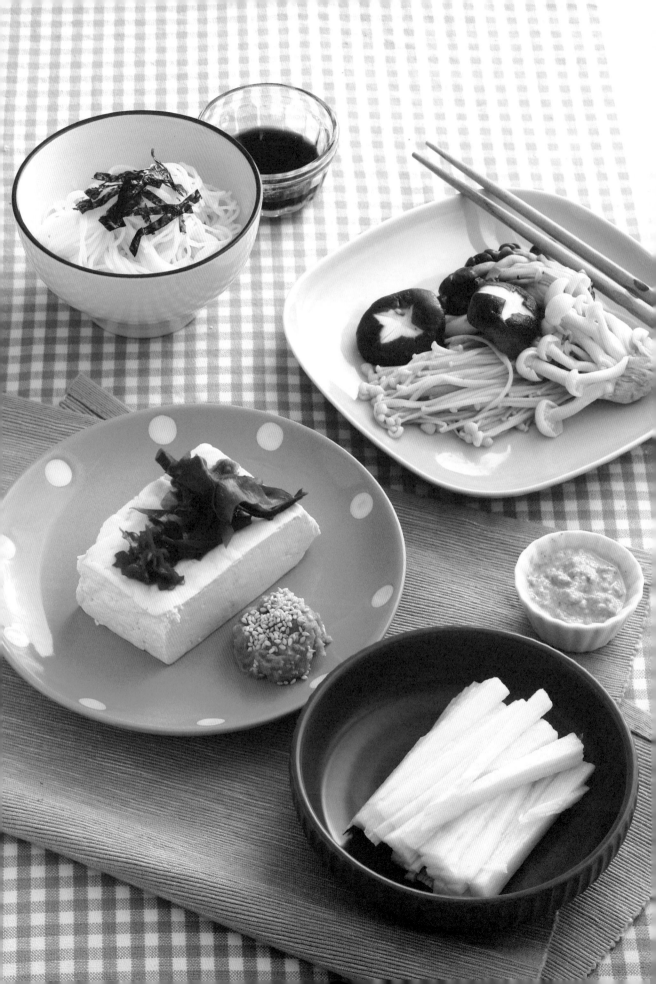

# 衝刺星期四
# 順暢精神爽

開始緊張了吧！有些工作在明天就要告一段落，週末的約會也開始密集計畫中，例定達成目標後，週四的菜單多一些清淡少一些負擔，每一道菜都能快速完成烹調目標。

> **料理基本功**
>
> 善用食物調理機或高速果汁機，可以減少很多烹調的步驟。同時也可以讓菜單口感更清爽、入口更簡便。

**沙拉**

## 梅醬山藥胡桃

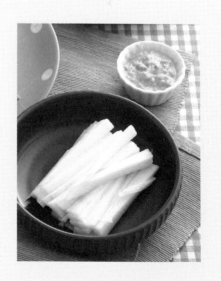

**食材**
- 山藥 1/3 條
- 胡桃 5 ～ 8 顆
- 紫蘇梅醋醬 1 小碟（做法可參照 p**）

**做法**
1. 山藥清洗後削皮可切棒條狀至約一口可吃的大小。
2. 胡桃無需壓碎，放入盤中即可食用。

---

注意事項　　山藥搭配紫蘇梅醋醬的口感，酸中帶甜非常開胃。

## 小菜 味噌甜辣海帶芽豆腐

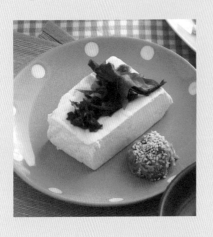

**食材**
- 中華豆腐 1/2 塊
- 海帶芽 1 小碟
- 甜辣蒜蓉醬 1 小碟（做法可參照 p**）
- 西式莎莎醬 1 小碟（做法可參照 p**）

**做法**
1. 盒裝豆腐取用 1/2 即可。
2. 海帶芽加上甜辣蒜蓉醬拌勻後，加入豆腐盤中即可食用。

注意事項 ❶西式莎莎醬可做為豆腐蘸醬，增加二種食用口感。❷如果將海帶芽與豆腐拌碎食用，僅需使用甜辣蒜蓉醬入味。

## 熟蔬 酸桔蜂蜜醬雙菇

**食材**
- 精靈菇 1 把
- 酸桔蜂蜜醬 1 小碟（做法可參照 p**）

**做法**
1. 將精靈菇洗淨後熱水川燙煮熟。
2. 如果家中有小烤箱，可將杏鮑菇放入烤上 3 分鐘增加香氣，如果沒有也可煮熟後即食。

注意事項 酸桔蜂蜜醬增加口感更好，也可選擇其他的自製醋醬搭配。

**主食** 香菇昆布醬汁燴米線

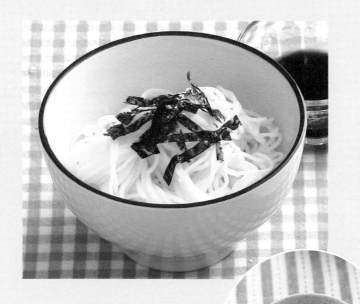

### 食材

· 細麵 1 小把。
· 柴魚片 1 小把
· 黑白芝麻 1 小碟
· 醬油昆布醬 1 小碟（做法可參照 p**）

### 做法

1. 將細麵放入鍋中煮約 5 ～ 10 分鐘，細麵浮起後撈出即可。
2. 將細麵淋上一點醬油昆布醬入味後，灑上柴魚片、芝麻即可食用。

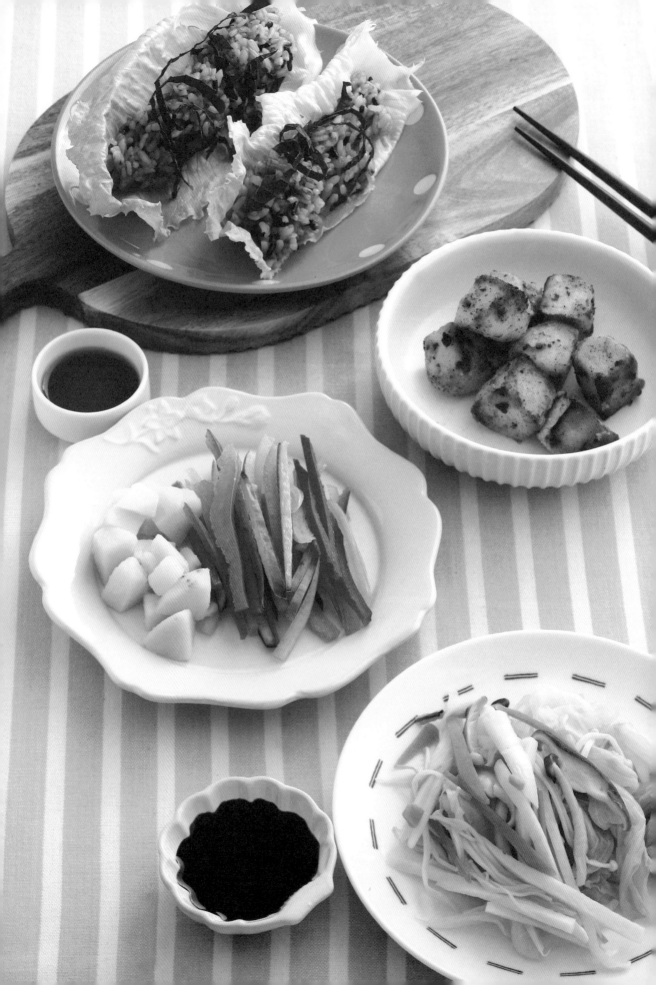

# 完美星期五
# 有機護體力

　　忙碌的一週終於要結束了，今天無論如何都是最完美的一日，相信自己的能力就會能量滿滿，所以規劃更多的新鮮蔬菜讓纖維質的滿足感，填滿你的味覺及自信度。

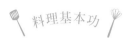

料理基本功

新鮮蔬果可在家料理後，用乾淨的保鮮盒包裝即可外食，自行料理蔬菜類才不會吃進過多的鹽、調味料以及油脂，健康養生非常簡單。

**沙拉**

## 彩椒蘿蔓馬鈴薯鳳梨醋沙拉

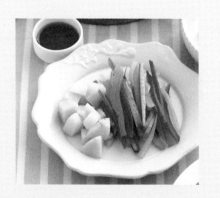

### 食材

- 紅、黃椒各 1 顆
- 馬鈴薯 1 顆
- 新鮮蘿蔓葉 4 片
- 釀造鳳梨醋 30cc
- 堅果泥醋醬 1 小碟

### 做法

1. 紅、黃椒清洗後去籽切絲，馬鈴薯去皮後，一起用滾水燙熟約 10 分鐘即可。
2. 新鮮蘿蔓葉單片摘下後，請用清水徹底清洗乾淨，放入盤中。
3. 上述材料用鳳梨醋拌勻入味即可食用。

注意事項　如果希望這道菜的口味較重，建議可再搭配堅果泥醋醬蘸食。

小菜　醬油素燒馬鈴薯

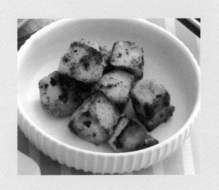

**食材**
· 馬鈴薯 2 顆
· 醬油適量
· 橄欖油適量
· 糖少許

**做法**
1. 馬鈴薯清洗過後，削皮後切成塊狀蒸熟或煮熟。
2. 用橄欖油煎馬鈴薯塊，淋上醬油與糖收汁即可。

注意事項　馬鈴薯也可以放入小烤箱後用一般溫度烤上 5 分鐘即可。

 熟蔬　醬油蒜蓉潤高麗菜

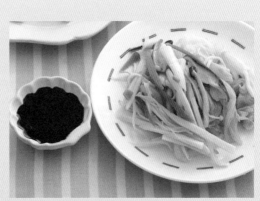

**食材**
· 高麗菜 1/4 顆
· 紅蘿蔔 1/4 條
· 醬油蒜泥醬 1 碟

**做法**
1. 高麗菜洗淨切絲，入滾水燙熟即可。
2. 紅蘿蔔去皮徹底清洗，入滾水煮軟後切片或切絲即可。
3. 將上述材料淋上一點醬油蒜泥醬拌勻後即可食用。

 注意事項　蘸醬是為了讓口感更好，也可選擇其他的自製醋醬搭配。

主食

## 蘿蔓醋溜黑白米飯燴紫蘇

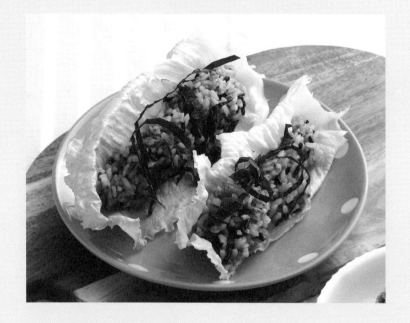

### 食材

- · 黑米白米各 1/3 杯
- · 蘿蔓葉 2 片
- · 紫蘇葉 2 片
- · 糙米醋 1 小碟

### 做法

1. 黑白米混合入電鍋蒸熟待涼後拌入糙米醋成
   醋飯。
2. 蘿蔓葉洗淨。
3. 將飯放上蘿蔓葉，再把紫蘇切絲配上即可

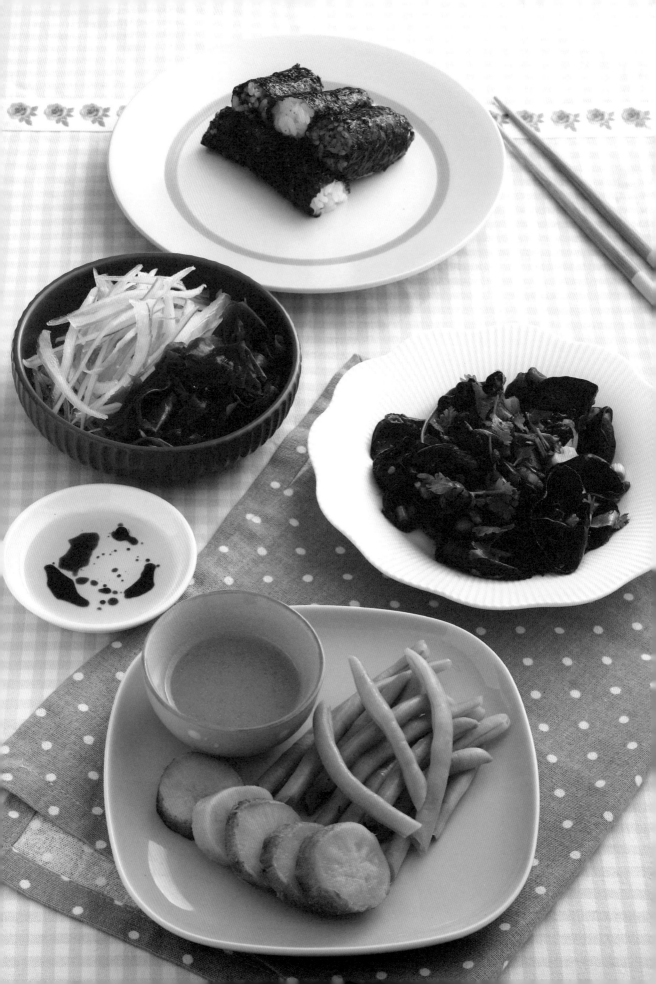

# 輕鬆星期六
# 健康益攝取

終於到了可以休息的週六假日了，不知不覺所有的壓力都卸下心頭，讓身心靈休息的日子，一定要來點酸酸的醋飲，讓身體好好修身養息一番。

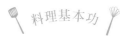

料理基本功

電鍋或電子鍋、食物調理機或高速果汁機是基本的設備，這道菜不用任何油品、炒鍋，但會密集使用你的雙手，因此製作每道菜時，手部清潔是不可或缺的步驟。

**沙拉** ── **蒜辣香菜油醋拌黑木耳**

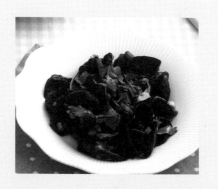

## 食材

- · 黑木耳一小把
- · 海鹽 1 匙
- · 大蒜 2 顆
- · 香菜（芫荽）數朵
- · 糙米醋 1 小碟

## 做法

1. 黑木耳洗淨泡水後川燙。
2. 大蒜與香菜洗淨切細。
3. 將黑木耳與蒜末加醋拌勻後，灑上香菜葉即可食用。

## 小菜　梅子醋拌紫洋蔥拌海帶芽

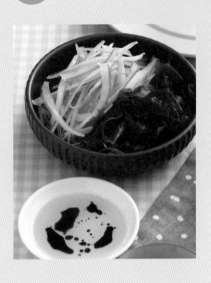

**食材**

・ 紫洋蔥 1/3 顆
・ 海帶芽 1 小碟
・ 梅子醋 1 小碟

**做法**

1. 洋蔥清洗後去外皮用刨刀刨絲後泡入冰水中，可去辛辣。
2. 海帶芽用飲用水泡發。
3. 將洋蔥絲、海帶芽，加入梅子醋拌勻後即可食用。

## 熟蔬　四季豆芝麻醬蜜地瓜

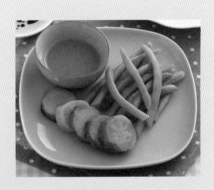

**食材**

・ 四季豆 10 根
・ 地瓜 1 顆
・ 芝麻醬 1 碟
・ 海鹽適量

**做法**

1. 四季豆洗後去蒂頭尾、拔絲後，加入一點鹽入鍋煮熟。
2. 地瓜徹底清洗，削皮切丁後，放入電鍋內蒸熟軟即可。
3. 熟地瓜淋上芝麻醬後即可搭配四季豆食用。

**主食** 紫蘇梅醬糙米海苔壽司捲

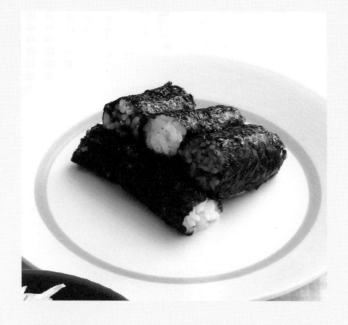

### 食材
· 黑白米各 1/3 碗
· 海苔片 1 包
· 紫蘇梅醋醬 1 小碟

### 做法
1. 將米放入電鍋內蒸熟。
2. 將米飯包入紫蘇梅醋醬後,捲上海苔片即可食用。

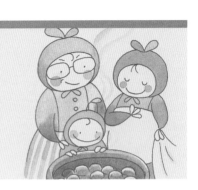

# 第3章
# 16道在地樂活健康餐，「釀健康」

　　南投縣位處台灣的中心，海拔高度變化讓各鄉鎮栽種出蔬菜、菇菌、水果、茶葉等等呈現出特別風味的作物。蔬食料理更可以因著果香味與木質調性的釀造醋加入，達成提鮮、解膩，轉化材料風味並幫助消化的目的。而簡單上手是現代人願意下廚動手做很重要的前提，這裡分享南投在地的好蔬果，結合各式釀造醋的美味料理。從春夏冷拌醬佐蔬果的料理，到秋冬適合的熱烤菜品，讓我們一起動手做！

**特別介紹** 雋荖廚房主廚董主因

　　2004年主廚董主因返鄉創業，開幕當天我跟小女兒恰巧路過他的店，被門口美麗的植物吸引，我好奇推開大門，他笑著說：「歡迎先進來，讓我請你們吃檸檬塔。」

　　問他店名由來，他說：「雋荖廚房的『雋荖』這兩個字是『美好的事物源遠流長』的意思。」他是水里董家肉圓的第二代，年輕時在台北上班，經常出差，毫無歸屬感。他回憶起在美國出差期間經常吃冷食，讓他總是想念台灣熱呼呼的牛肉麵與小吃。基於這種心情，使得他決定回南投埔里創業，開一家讓旅人與在地人，看到會驚艷、吃了會感動的無料理餐廳。

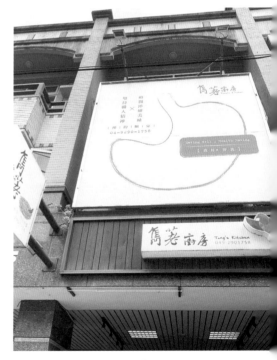

▲「雋荖」這兩個字是「美好的事物源遠流長」的意思。

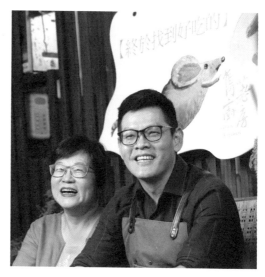

雋茗廚房開啟了我們 20 年來珍貴的友情。我們所有遠道而來的外國客戶與親友，我一定預約雋茗廚房的無菜單料理。主因總是細心的詢問賓客忌口與喜愛的食物。用餐當天貼心的佈置充滿美感的空間，自行採買準備各式新鮮材料，用最健康的方式烹調，上菜時親自介紹菜餚，餐後的健康甜點與飲品，帶給大家滿滿的驚喜與美好的回憶。

▲ 在雋茗廚房「終於找到好吃的」，開啟了我們 20 年來珍貴的友情。

近幾年，他也為特別熟識的朋友「主廚到你家」的服務，也做料理教學。我最佩服他的是，他會順應季節做各種當季材料的料理研發，中西交互應用的方式突破菜系的框架，讓他的料理不僅美味好吃同時兼具健康。我見證了一個熱愛食物、有健康理念、對材料與味道敏銳又有美感與愛的年輕人，一路堅持他的理念，成就了 20 年的美好，因此特別邀請他一起分享南投在地的好蔬果與各式釀造蔬果醋相結合，創造健康與美味的料理。

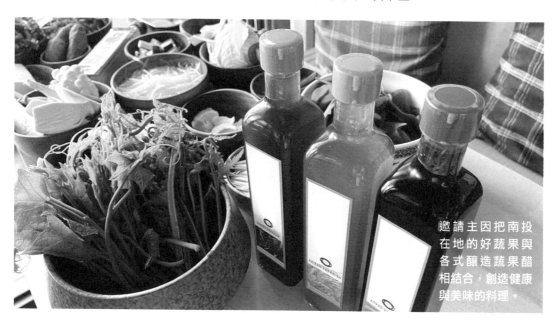

邀請主因把南投在地的好蔬果與各式釀造蔬果醋相結合，創造健康與美味的料理。

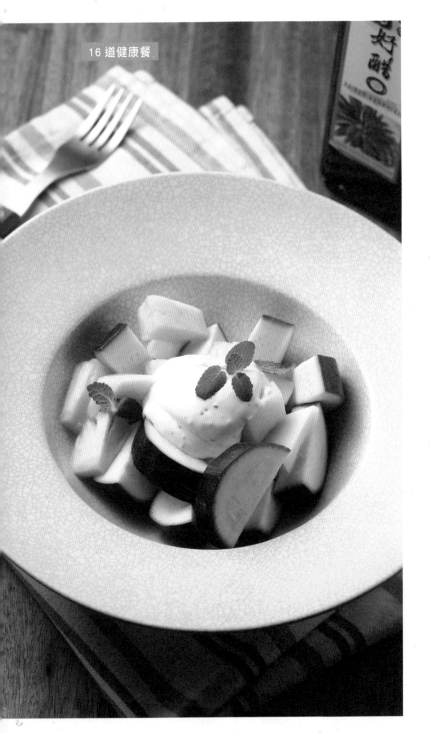

# 1

# 鳳梨醋冷萃雙瓜鳳梨佐優格沙拉

## 食材

- 櫛瓜 2 根
- 哈密瓜半顆
- 鳳梨 50 克
- 優酪乳 100 克
- 橄欖油 20cc
- 鹽適量
- 黑胡椒適量
- 鳳梨醋 15cc
- 巴西里 1 支
- 薄荷葉 6 片

## 做法

1. 將櫛瓜、哈蜜瓜、鳳梨都切成 1 公分大小丁狀，以便備用。
2. 把鳳梨醋、優格、橄欖油、黑胡椒與鹽，充分攪拌均勻成醬。
3. 把醬拌入材料放入薄荷葉即可。

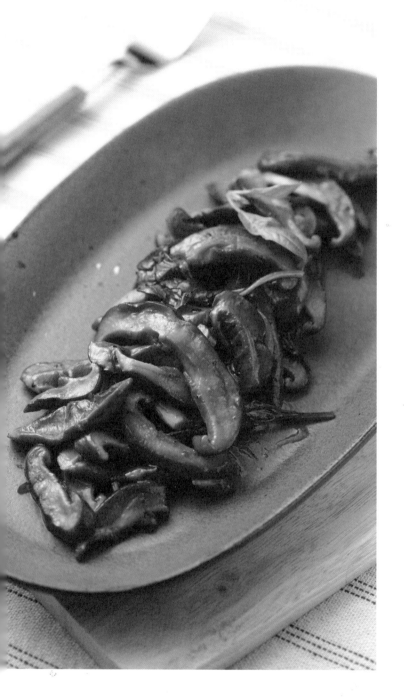

## ② 牛蒡醋芝麻油拌鮮香菇

### 食材

- · 新鮮香菇 10 朵
- · 羅勒或九層塔 7 片
- · 牛蒡醋 15cc
- · 芝麻油 15cc
- · 醬油 20cc
- · 白胡椒少許

### 做法

1. 將新鮮香菇清洗切片備用。
2. 水煮、烤或煎的方式將生香菇煮熟。
3. 把牛蒡醋、芝麻油、少許醬油與白胡椒拌勻加入。
4. 趁熱將羅勒或九層塔拌勻即可。

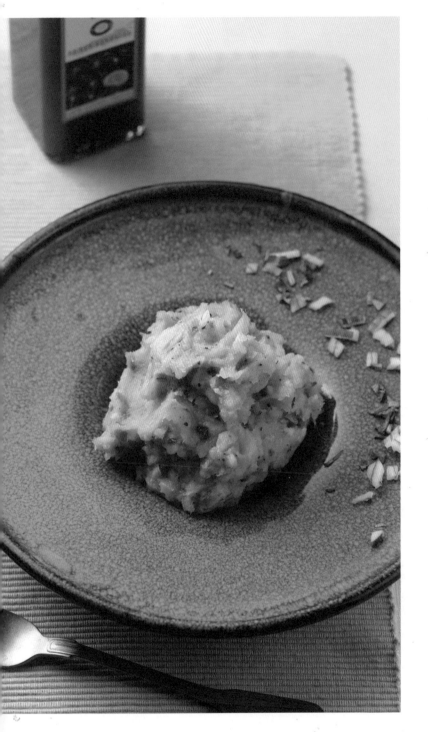

## ③ 百香果醋地瓜泥佐素沙拉醬

### 食材

· 地瓜 300 克
· 洋蔥 40 克
· 大蒜 3 瓣
· 巴西里少許
· 百香果醋 15cc
· 黑胡椒少許
· 鹽少許

### 做法

1. 將地瓜蒸熟、去皮，搗成泥狀備用。
2. 起一熱鍋倒入橄欖油與洋蔥炒至金黃色焦糖化。
3. 再放入大蒜炒出香氣即可起鍋
4. 將炒過的材料與巴西里、百香果醋、黑胡椒與鹽加入熱地瓜泥拌勻即可。

**注意事項** 熱地瓜泥可與蔬菜搭配成溫沙拉，甚至冷食也很好吃。

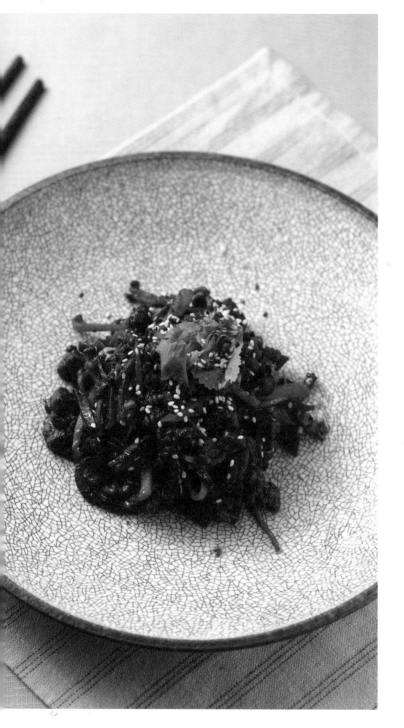

# 佛手柑醋烤雙色根絲紅豆泥

## 食材

· 甜菜根 1 顆（約 300 克）
· 紅蘿蔔 1 根
· 紅豆 100 克
· 香菜 1 株
· 佛手柑醋 15cc
· 橄欖油 30cc
· 黑胡椒少許
· 鹽少許

## 做法

1. 將甜菜根去皮以鋁箔紙包覆，用 250 度考 30 分鐘，靜置至完全冷卻後切絲備用。

2. 把紅蘿蔔去皮切絲，用橄欖油炒至微軟即可起鍋。

3. 紅豆煮透後加糖成紅豆顆泥狀。

4. 把佛手柑醋、黑胡椒、橄欖油與少許鹽與香菜攪勻拌入材料中即可。

注意事項　烘烤的甜菜根能保住天然的甜味，與水煮的口感截然不同。

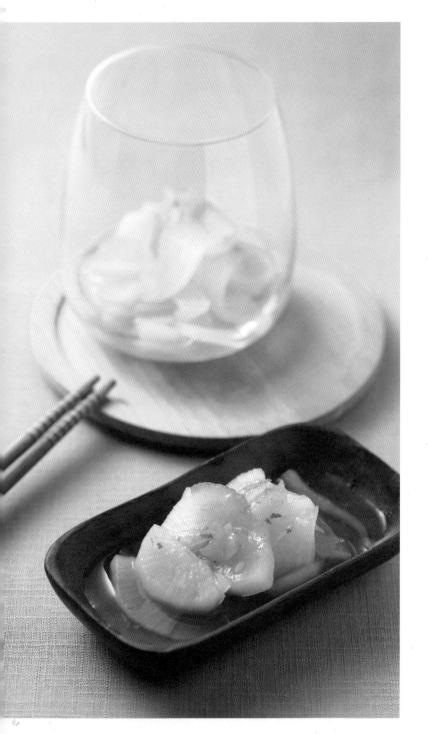

## 5 柳橙醋釀柚子白蘿蔔

### 食材
· 白蘿蔔 1 根
· 檸檬 1 顆
· 柳橙醋 15cc
· 柚子醬 50 克
· 鹽適量

### 做法
1. 將白蘿蔔切片加鹽殺菁；檸檬皮刨成絲，榨出檸檬汁 10cc 左右備用。
2. 待白蘿蔔軟化後，以冷水沖洗，去除辛味。
3. 柳橙醋加檸檬汁，並將檸檬皮刨絲備用。
4. 加入少許鹽，嚐一下白蘿蔔的鹹度後把柚子醬、柳橙醋檸檬汁拌入。
5. 再擺上檸檬絲即可。

注意事項　白蘿蔔切片殺菁時可以放入保鮮袋搓揉，即可快速拌勻。

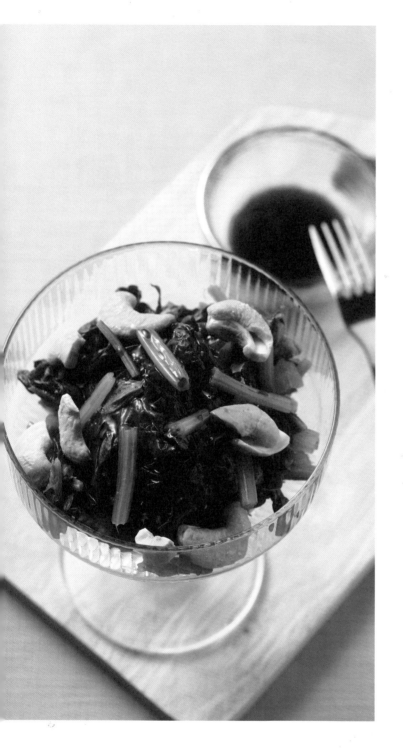

# 木瓜醋淋腰果菠菜柱

## 食材

- 菠菜 300 克
- 腰果 20 克
- 香油 30cc
- 木瓜醋 20cc
- 鹽少許
- 糖 20 克

## 做法

1. 將菠菜切 3 公分左右的段狀,備用。
2. 起一熱水鍋,於水中加入少許橄欖油、木瓜醋與鹽。
3. 把菠菜投入水中川燙 30 秒後,放入冰水中冰鎮。
4. 將菠菜撈出,擰乾水分。
5. 將橄欖油與木瓜醋、少許糖攪拌至乳化。
6. 腰果輕烤後與菠菜與油醋拌勻即可。

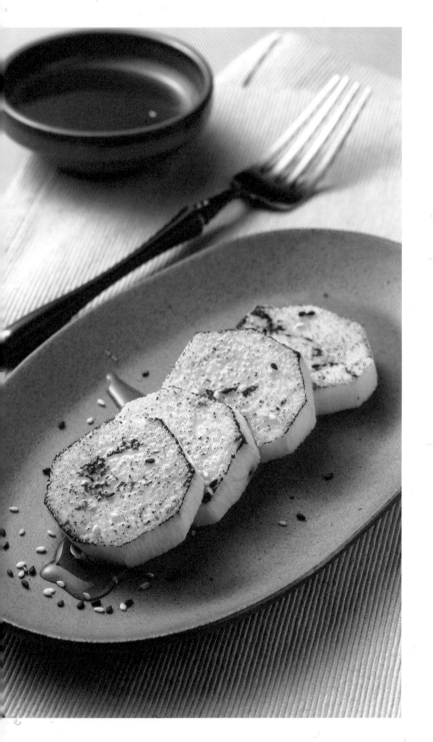

# 百香果醋點
# 乾煎山藥

### 食材

· 山藥 300 克
· 百香果醋 20cc
· 糖 30 克
· 水 100cc

### 做法

1. 乾煎或炙燒山藥，表面散出香氣保留即可，以便讓山藥內部口感爽脆。

2. 用百香果醋加糖及水，加熱至濃稠狀收汁的醬醋為止。

3. 醬醋汁淋在山藥上即可。

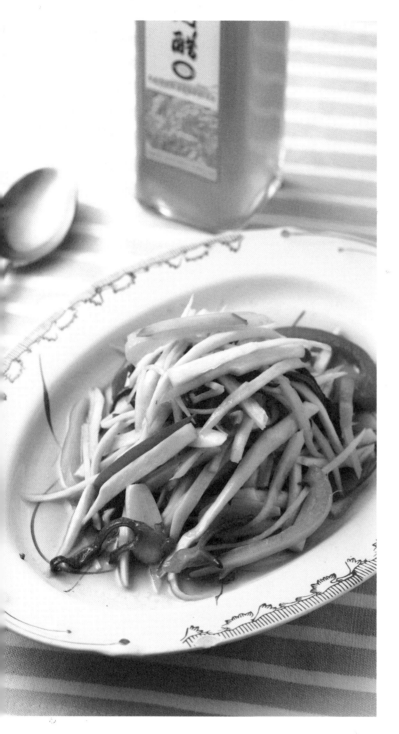

## 8 糙米醋溜茭白筍木耳彩椒

### 食材

- 茭白筍 3 根
- 彩椒 1/4 顆
- 黑木耳 2 朵
- 橄欖油適量
- 糙米醋 15cc
- 橄欖油 30cc
- 白胡椒少許
- 鹽少許
- 醬油少許

### 做法

1. 把茭白筍、彩椒、黑木耳切絲備用。
2. 用橄欖油清炒材料後,加入鹽、糖與少許醬油。
3. 最後再加入糙米醋提鮮即可。

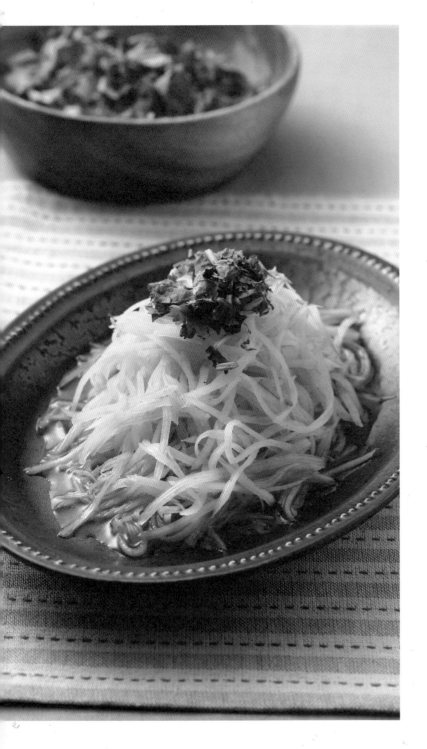

# 蘆薈醋溜酸辣
# 馬鈴薯絲

## 食材

· 馬鈴薯 1 顆
· 蘆薈醋 20cc
· 辣椒半根
· 芝麻油 40cc
· 糖 40 克
· 辣油 30cc

## 做法

1. 先將馬鈴薯切絲，泡水去除澱粉，且口感爽脆。

2. 起一鍋水待水煮開後，放入馬鈴薯絲，滾水煮 30 秒即可撈出，再放入冰水冰鎮。

3. 將馬鈴薯絲瀝乾水分，再加入辣椒絲、芝麻油、蘆薈醋、糖與辣油拌勻即可。

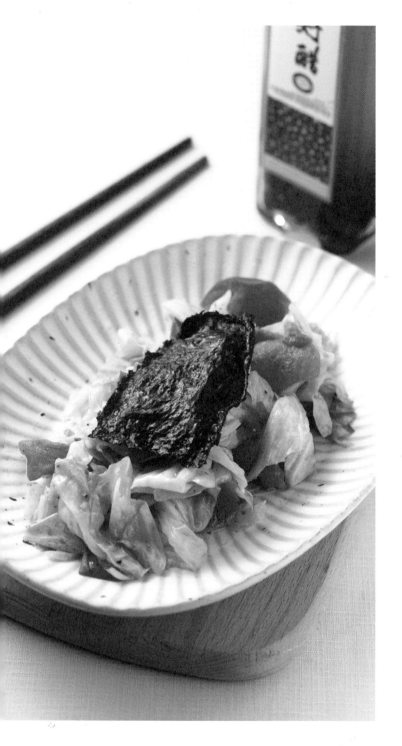

## 10 茄汁黑豆醋燴海苔高麗菜

### 食材

- 高麗菜 1/4 顆
- 番茄 2 顆
- 番茄醬 100cc
- 乾海苔 2 片
- 黑豆醋 15cc
- 橄欖油 30cc
- 白胡椒少許
- 鹽少許克
- 糖 20 克
- 醬油 20cc

### 做法

1. 先把一顆番茄切成八等分炒成軟糊狀，再加入與番茄醬，炒出香氣。
2. 高麗菜切片後加入翻炒，再加入黑豆醋、鹽、糖、白胡椒。
3. 起鍋盛盤後將乾海苔片放在菜上面即可。

注意事項　這幾種材料會交織出非常特別、出人意表卻又相當有層次的特殊風味。

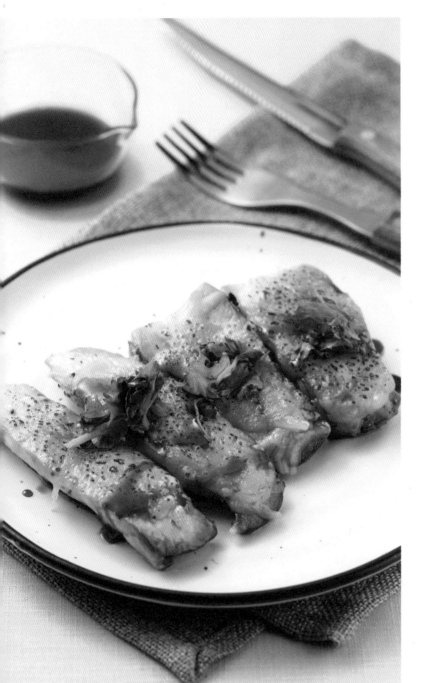

# 梅子醋烤杏鮑菇
# 起士佐醬

### 食材

· 杏鮑菇 3 根
· 起司 100 克
· 鼠尾草 3 片
· 橄欖油少許
· 白胡椒少許
· 鹽適量
· 梅子醋 15cc
· 糖 15 克

### 做法

1. 先將杏鮑菇對半剖，再蒸熟；
   或以 250 度烤 15 分鐘。接著，
   將鼠尾草切絲備用。
2. 再將橄欖油、白胡椒與鹽、糖
   混合鼠尾草，刷在杏鮑菇上並
   撒上起司。
3. 烤溶起司後淋上梅子醋即可。

**注意事項** 鼠尾草與杏鮑菇混合後的口感非常特別。

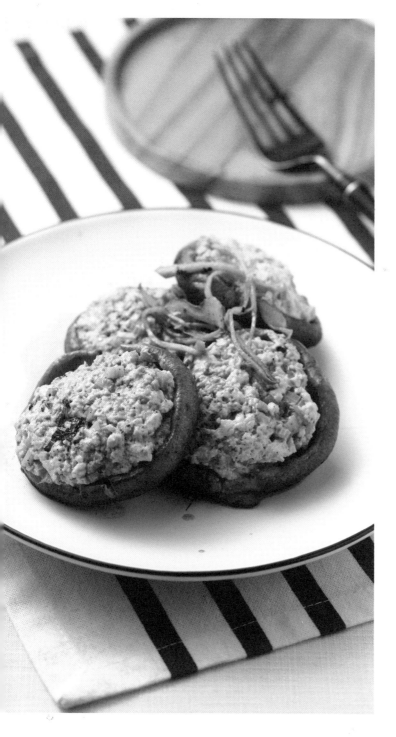

## 12 甜菜根醋佐香菇鑲豆腐芹菜

### 食材

- 生香菇 5 朵
- 豆腐 1 大片
- 芹菜 20 克
- 紅蘿蔔 100 克
- 九層塔 6 片
- 麵粉 1 匙
- 甜菜根醋 15cc
- 欖油少許
- 白胡椒少許
- 鹽適量
- 香油 20cc

### 做法

1. 香菇去蒂，保留整朵部分備用。
2. 先將芹菜、紅蘿蔔切細碎，再把豆腐弄碎拌在一起。
3. 將麵粉加水弄成糊狀，再加入上述材料並調味，攪拌均勻捏成團後鑲入香菇。
4. 在蒸鍋中加入油與水蒸熟整朵香菇。
5. 將橄欖油加入甜菜根醋用力攪拌至乳化後，再淋到香菇上即可。

**注意事項**　不用蛋的做法：整朵香菇也可以燜熟或煎熟，一樣美味。

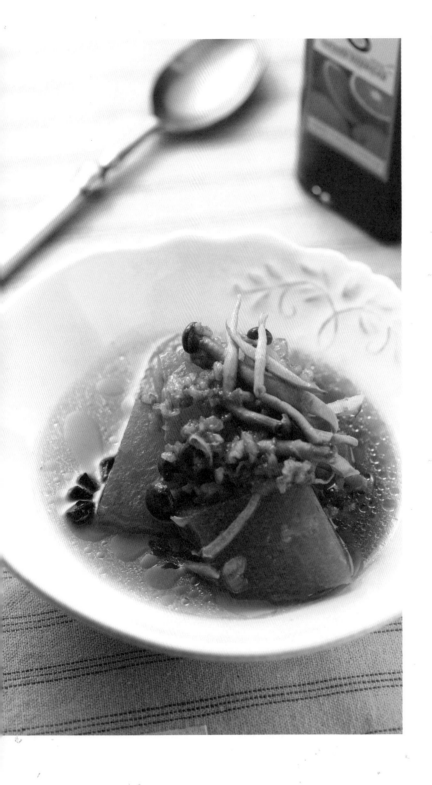

# 柳橙醋煨冬瓜鴻喜菇盅

## 食材

- 冬瓜 600 克
- 鴻喜菇半盒
- 薑 1 小塊
- 米 1/4 杯
- 八角 1 顆
- 柳橙醋 20cc
- 橄欖油少許
- 白胡椒少許
- 鹽 2 克
- 醬油 20cc
- 糖 30 克
- 水適量

## 做法

1. 冬瓜洗淨去皮切塊，薑切絲；鴻喜菇燙熟。
2. 加入橄欖油和八角先煎冬瓜與薑絲，並加入少許糖以便上色。
3. 後再加入適量的水與米，將米與冬瓜煨煮透後，再加醬油與柳橙醋拌勻。
4. 最後加白胡椒，讓口感飽滿即可。

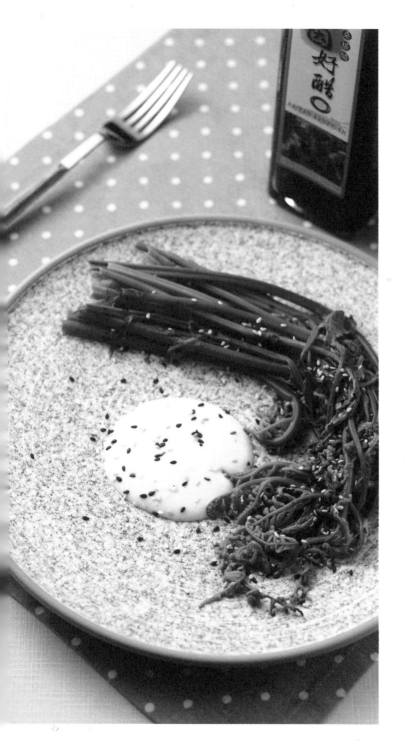

## 14 桑椹醋 素沙拉醬過貓

**食材**

· 過貓（蕨菜）300 克
· 黑芝麻少許
· 白芝麻少許

| **沙拉醬材料**

· 豆漿 30cc
· 桑椹醋 15cc
· 玄米油 60cc
· 鹽適量
· 糖 30 克

**做法**

1. 先將過貓以滾水燙熟後瀝乾備用。

2. 將沙拉醬材料攪打成純素沙拉醬。

3. 把沙拉醬與黑芝麻、白芝麻混合後，澆淋在過貓上即可。

注意事項　沙拉醬的油還可以使用芥花油，或是其他無濃烈味道的天然油品也都可以。

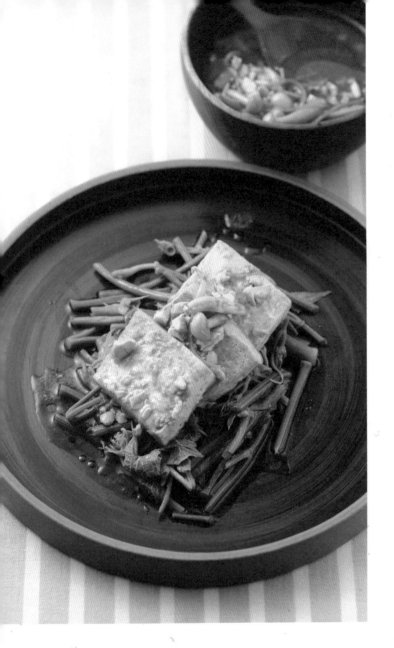

# 薑黃醋燒味噌豆腐精靈菇龍鬚菜

## 食材

- 板豆腐 1 盒
- 白精靈菇 1 包
- 味噌 2 湯匙
- 龍鬚菜 300 克
- 薑黃醋 15cc
- 橄欖油少許
- 白胡椒少許
- 鹽少許
- 醬油 30cc
- 糖 20 克

## 做法

1. 將板豆腐切成小塊,白精靈菇切去根部撕成小朵,將龍鬚菜洗淨瀝乾。在碗中混合味噌、薑黃醋、醬油和糖,攪拌均勻備用。
2. 在平底鍋中加入少許橄欖油,將豆腐塊放入鍋中煎至兩面金黃,然後取出備用。
3. 使用同一平底鍋,加入少許橄欖油放入白精靈菇,炒至略微變軟,再加入龍鬚菜,快速翻炒至變色。
4. 將煎好的豆腐回鍋,加入已混合好的味噌醬汁繼續翻炒,使所有食材均勻裹上醬汁,再加入白胡椒和鹽調味即可。

**注意事項**

❶切豆腐後,用紙巾輕壓去除多餘水分,有助於煎出金黃脆口的表面。❷龍鬚菜和白精靈菇炒至剛熟即可,不要炒過久,以保持其脆嫩口感。❸這道菜結合了味噌的醇厚、薑黃的香氣以及龍鬚菜和白精靈菇的清新口感,是一道色香味俱全的素食料理。❹奶蛋素的人可以用鹹蛋 1 顆替代味噌,將鹹蛋切碎炒出油脂與香氣,再加入精靈菇炒勻後與其他材料混和,一樣美味。

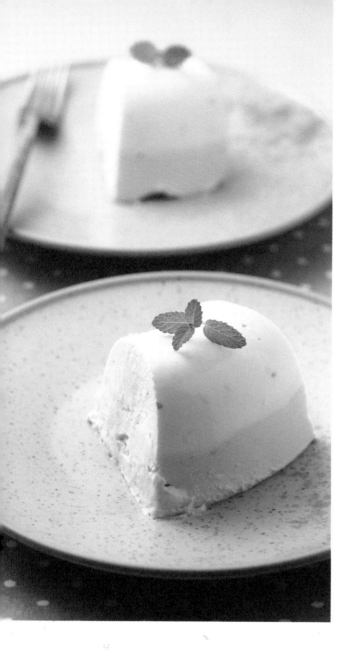

 16

# 南瓜醋烤南瓜腰果
# 無麩質蛋糕

## 食材

- 栗子南瓜 200 克
- 新鮮生腰果 150 克
- 椰子油 60 克
- 洋菜 10 克
- 糖 40 克
- 南瓜醋 15cc
- 檸檬汁 15cc
- 檸檬皮屑少許

## 做法

1. 將栗子南瓜去皮、去籽後切成小塊後蒸熟,再搗成泥狀備用。

2. 將浸泡過的腰果瀝乾水分,再加入蒸熟的南瓜、椰子油、糖、南瓜醋、檸檬汁和檸檬皮屑,用調理機攪打至光滑且無顆粒。

3. 將洋菜粉放入小鍋中,加入大約 100 cc 的水,攪拌均勻;再用中火加熱至洋菜完全溶解,並煮沸約 1 ~ 2 分鐘後將熱的洋菜膠倒入南瓜腰果混合物中,攪拌均勻。

4. 再將所有材料裝入模具或容器冷凍至少 6 小時即可脫模食用。

### 注意事項

❶新鮮生腰果浸泡至少要 4 小時或過夜,攪拌時才會滑順。❷檸檬要新鮮,且刮下來的皮屑要避免將苦味的白色部分刨入。❸奶蛋素者可以用鮮奶油 200 克,以及起士(cream chesse)250 克替代腰果和椰子油,同樣是無麩質蛋糕且風味一樣好;但是堅果過敏者就不建議食用了。❹蛋糕若要分層、分色,可以把材料分兩分,一分加南瓜泥,另一分不加即可。

# 第5部
# 從釀造醋到清、調、養健康法

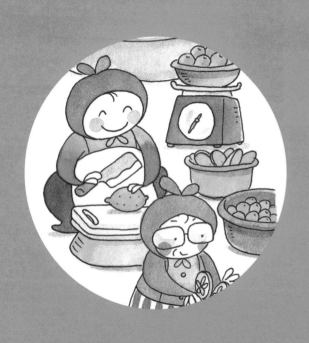
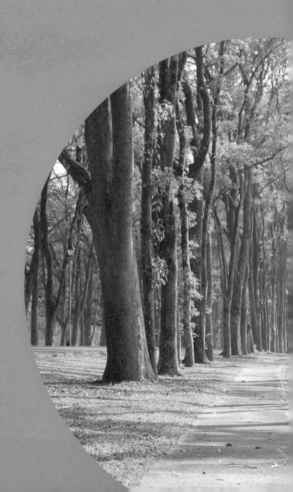

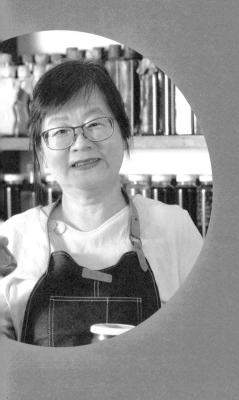

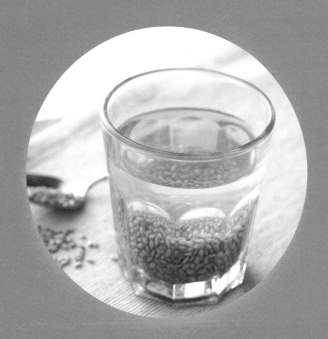

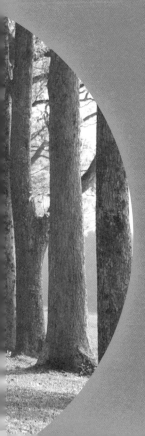

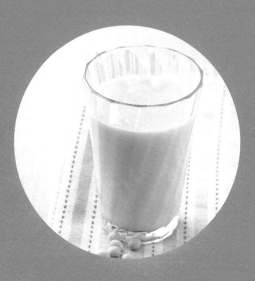

# 第1章 生病與 清、調、養，健康法

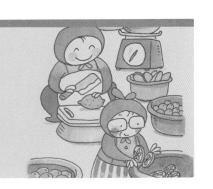

我經常思考人如何定義「生病」？人若不瞭解自己使用身體的習慣，對身體發出的警報置之不理，身體系統瞬間崩潰時，才問為什麼這樣？為什麼是我？

會不會太晚！倒不如我們在這裡說明清楚，同時告訴大家怎麼改善？怎麼做？請大家跟著做，這樣才是硬道理。

## 完美強韌的身體被用壞了！

從聖經創世紀上帝按自己的形象造了第一個人，吹了一口氣，人便有了生命。人體結構完整、軟硬兼具、比例完美、功能精密、臟腑虛實、持久耐用，象徵的愛的血液經由血管奔流在全身，一刻不停歇的供血供氧，加上保護的神經與免疫系統，進而呈現出了完美的人體形象。根據舊約記載，當時的人都能夠活到 600 ～ 700 歲，反觀現代人要健康活到100歲就已經不容易，

這主要源自於世人持續破壞賴以生存的生態環境，把原本完美強韌的身體用壞了。儘管我們有自由選擇如何面對疾病，生病後的療癒過程更多地取決於現代醫療與自我調理的平衡。

一般人遇到身體出現難以忍受的症狀，直覺就會去看醫生，結果若非預期，拖一段時間之後大概率會從西醫轉看中醫，接著親友同事會給各種建議，五花八門的保健食品，甚至追尋超現實的治療方法。有些人是健康檢查結果超標的紅字警訊，才會想知道病因，當醫生告訴你，即日起必須按時服藥，按月來回診拿藥，更嚴重的是證實罹患重大疾病！人才會停下來思索身體到底發生了什麼事？接著面臨一連串的選擇：

- 選擇什麼醫療方式？
- 選擇聽從誰的建議？
- 面對副作用要不要堅持下去？

· 家人與經濟能力能不能持續負擔？

· ……

這麼多年來，我見過無數徬徨焦慮、悲傷憤怒的臉龐，面臨人生的絕境才會開始追尋養生保健的方法。我記錄著每一個人的狀況，有些人的症狀嚴重到我知道來日不多，可是生命的存續關乎病友的求生意志，最終決定權是上帝！

綜合了我理解的調理法與眾多病友分享的療病經驗，我想提出以下一些觀點與方法跟大家分享。

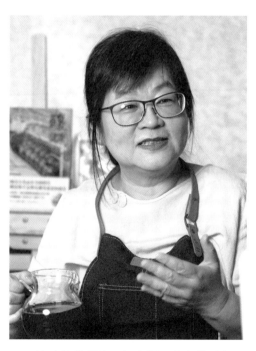

▲被破壞的環境，把人類原本完美強韌的身體搞壞了。「輕、調、養」就是我想跟大家分享的觀點與方法。

## 致病真因：過多身心靈垃圾累積導致

### （1）心靈垃圾

首先心先行於身，心靈生病對身體的影響非常大，回溯許多病友發病的歷史，發現小病兆或慢性病跟成長過程的性格、飲食習慣、作息睡眠有高度正相關。例如：胃病幾乎跟容易緊張的個性、飲食不規律、恣意亂吃、長期營養不良有關。

因此，心理的毒素要特別關注。憤怒怨恨、悲傷愁苦、鬱悶壓力、焦慮不安都會反射到身體。同時，重大傷病爆發就跟重大的創傷打擊直接相關，因為重大的創傷壓力，直接導致睡不著、吃不下，負面的情緒如憤怒、恐懼、悲傷、自責、焦慮，還影響自律神經系統與免疫系統，健康自然江河日下。

以下根據諸多研究和臨床實證，得到情緒不穩與罹患病症的對應結果，提供大家參考：（詳情請見附錄2）

· 生悶氣又膽小怕事，容易水腫。

· 很多的不滿持續累積最後會堅硬如石，產生膽結石。

· 頑強的想法與態度會藉以自我保護的

樣子固化，最後反而形成囊腫。

· 對配偶憤恨，容易產生乳房與婦科病症。

· 長期壓抑情緒，身體代謝廢物無法及時排出體外，就極易形成腫塊。

簡而言之，聖經教導「喜樂的心乃是良藥；憂傷的靈使骨枯乾」是真的！心情開朗喜樂，學習**讓身體放鬆才能清除淤堵**。

### （2）垃圾食物

真正檢視我們吃的食物，若長期吃加工食品幾乎主要成分都是澱粉與糖，還有與大量人工添加物。熱量不等於能量，吃進去身體的食物無法幫助造血供血，這樣就是營養不良，並進而造成供血不足，血液品質不佳影響心臟，容易胸悶氣脹；大腦缺氧缺血也會容易頭暈、記憶力下降，甚至腦萎縮。其他臟器得不到營養素，也無法修復更新。

日常的飲食進入身體成為細胞器官能用的營養，是需要經過非常縝密連貫的消化才能吸收。消化的過程一定會產生廢棄物，人體每天都在新陳代謝。我們呼吸、排汗、排泄都在完成排毒的工作。所以放進口中、塗抹在身體所接觸的物質務必在意。

現代人喝了太多沒有營養，只有熱量的飲料。伴隨著熱量可能附贈很多添加物，包括：色素、防腐劑、乳化劑、人工香精、糖精。這些添加物進入身體之後，身體不認識它們，不知道該怎麼運用，身體裡所有細胞都會去想辦法，如果處理不了的就先找地方存放著，於是可能

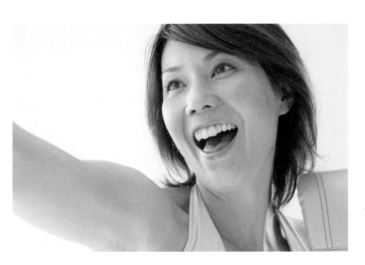

◀「喜樂的心乃是良藥；憂傷的靈使骨枯乾」，學習讓身體放鬆才能清除淤堵。

逐漸發胖，一開始你以為是三餐吃太多，力行不要吃飯、少吃菜或少吃一、二餐等等，但體重下降卻又不明顯，為此苦惱不已，其實很有可能是含糖分過高的飲料喝太多了，反而與三餐分量沒有太大的關係。

高油、高化學調味的滋味，矇蔽了味蕾，苦了心血管與肝腎，幾乎讓人忘記食物的原味，身體不堪負荷直到慢性病叢生，必須長期與藥物為伍，病痛難以根治，所以需要有清道夫來清掃身體長期累積的垃圾。

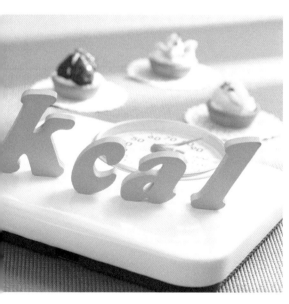

▲熱量不等於能量，吃進去身體的食物無法幫助造血供血，這樣就是營養不良。

### （3）哪裡淤堵，哪裡就會生病

我們的身體具有強大的調節與保護機制，短期內可能不會有明顯的問題。但當體內廢物逐漸堆積，無法及時排出，身體可能會發出信號，出現疲勞、肩頸痠痛、頻繁感冒、便祕、皮膚發癢或濕疹等症狀。這些問題通常與代謝失調或免疫系統的反應有關。

代謝不暢的位置不同，症狀和疾病的表現也會各異，如皮膚表層的紅疹、痘痘、瘡子，或體內形成的囊腫、腫瘤等。這些硬塊可能與局部缺氧有關，但癌細胞的形成過程較為複雜，並非僅僅因缺氧而突變。癌症的發展還涉及多種因素，包括遺傳、環境及生活習慣等。

針對日常不適，適當調整飲食習慣，減少高糖飲品的攝取，多喝白開水或天然飲品，可能有助於改善身體代謝。某些人發現飲用稀釋的天然醋含有的有機酸、維生素和礦物質，能幫助促進身體的自癒機制，但總之，健康的維護仍需要輔以全面的生活方式調整才行。

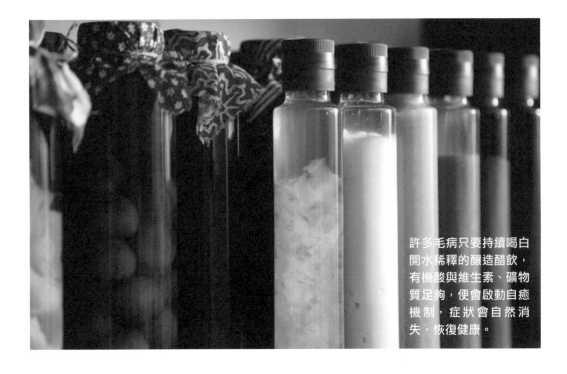

許多毛病只要持續喝白開水稀釋的釀造醋飲，有機酸與維生素、礦物質足夠，便會啟動自癒機制，症狀會自然消失，恢復健康。

## 正確認識身體警訊，才能完全得醫治

我從世界各地接觸到以下的各種西醫以外的另類調理法：

· 從人類學研究得出結論的民俗醫療
· 德國的能量醫療
· 美國復臨安息日會的新起點健康法
· 印度的草藥油推
· 中醫的針灸整脊正骨
· 澳洲的生機飲食
· 道家辟穀斷食吃太陽調理法
· 油推淋巴排毒調理法
· 泡腳升溫喝醋排毒法
· 中草藥蒸浴
· 原始點調理法

我從以上諸多調理法中領悟幾個重點，首先一定要把身體當作一個整體的系統，不是個別的器官。

人體的骨骼是結構，骨骼周圍有肌肉、筋膜協同支撐，主要的脊椎更佈滿神經，傳達大腦發送的訊號給臟器與軀幹。所有的痠、痛、麻都來自神經反應，這些都是如同警報器的訊號，而非病症本身。有時因勞損、外傷或長期不良的姿勢都會導致骨骼錯位，身體會用筋膜去代償，造成各種痠痛麻的症狀，因此症狀出現時不可以自己亂吃止痛藥。這無疑是關閉警報器，而是要確認病發原點。

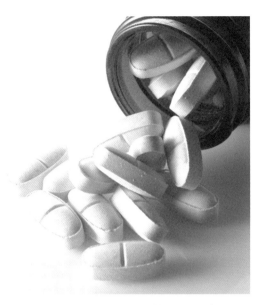

▲所有的痠、痛、麻都是警報器訊號，而非病症本身。亂吃止痛藥等於是關閉警報器，往往讓病症更嚴重。

其次是**身體有強大相互支援與自癒的能力**，出現不適的症狀通常有兩個原因：一是從外部來的病毒或細菌攻擊；二是器官組織本身淤、堵、受傷，不堪負荷。如果是病毒細菌進入人體，自體的免疫系統一定會圍堵殲滅，人體原有的細菌也會相互爭戰。許多被視為病症的症狀，例如：咳嗽、流鼻涕、嘔吐、拉肚子，其實是身體的保護機制，透過充血輸送更多防衛的血球，這狀態被稱為發炎。

發炎是身體急性的保護與修復機制。分泌組織液來代謝細菌、病毒，就會生痰或咳嗽；另外人體被病毒細菌入侵，首先關閉的就是消化系統，仍停留在胃裡的食物就會吐出來；進入腸道的部分，腸子會關閉吸收水分讓廢棄物排出，所以上吐下瀉是保護的機制，要注意的是別讓身體脫水而非直接止瀉。

如何覺知身體的症狀，決定要如何選擇處理的方式，真的是每個人的自由，除了立刻求醫，能不能也給自己多一點時間觀察一下，在日常生活中多做一點保養的工作？這是我想提供清調養養生法的緣由。

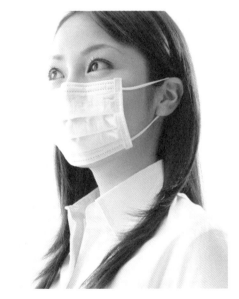

▲咳嗽、流鼻涕、嘔吐、拉肚子等發炎反應，只要正確處理就能啟動自癒反應，而非胡亂壓制這些反應，延誤病情。

清調養簡單講

「清、調、養」最簡單的定義如下：

清 → 醋調淨血

調 → 升溫養氣

養 → 汁療滋養

「清」就是清除不該停留在身體造成淤、堵等毒素廢物，同時也包含了各種無形的負面情緒、負面能量。

「調」則是調整造成瘀堵的生活飲食習慣，並且還要改變思維模式，進而改變體質與強化身心靈的狀態。

「養」就是供給受傷的身體組織營養。人體是營養的構成物，受虧損了當然是用營養來修復；當然，受傷的心靈也要使用心靈營養素進行修復，讓身心靈得到充分地滋養，方能達到重啟的目的。

以上就是「清調養健康法」簡單、蓋括且重要的概念。具體的做法是喝醋淨化血液，以便清除淤堵的毒素，同時升高末梢體溫，才能加速循環，再加上補充天然的營養，達到修復器官、組織和心靈等恢復健康的目的。

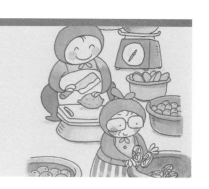

# 第 2 章
# 清：醋調，淨血化瘀

所謂的「清」，就是「清理」，將身體的廢物清理出來，常見的說法就是「淨血化瘀」。

## 正確喝醋有助新陳代謝

純天然釀造醋能淨化血液、緩和三高、排除尿酸、調整酸性體質、清除體內毒素、改善腸道細菌生態。

因為不同的醋，營養源自不同的原料。混合不同種類的醋在餐後飲用，醋的營養素能被小腸吸收進入血液，細胞組織會吸收營養進行修復。消化系統發育完成的孩子即能飲用，安全溫和有效。

喝醋貴在堅持，每次 30cc 稀釋常溫水後飲用。如果外部環境因素，例如下雪溫度極低，無法喝常溫水，可以飲用原釀的醋之後再喝熱水。切記不要用滾燙的開水稀釋醋，這樣會破壞醋的養分與益生菌。

好醋不傷牙，但是有牙周病或牙齦萎縮嚴重，喝醋會覺得牙齒痠軟者，建議用吸管喝。

由於醋螯合的廢物毒素經常由腎臟過濾流向膀胱，再由尿道排出體外。所以不要在睡前喝醋，避免夜尿影響睡眠；此外，只要醋是純天釀造不添加化合物，都可以混合搭配飲用。

簡單講，天然釀造醋就是一個能夠大幅度促進身體新陳代謝的好幫手，也是「淨血化瘀」最白話的說法。

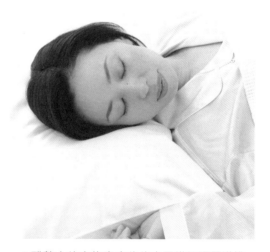

▲醋螯合的廢物毒素往往由腎臟經過尿道排出體外。所以不要在睡前喝醋，避免夜尿影響睡眠。

好醋功效

從本書前文的敘述與說明可以得知，由古今中外各文明古國的歷史來看，釀造醋都有一席之地；同時，根據上千年時間的實際經驗累積，以及從西方營養學的研究來看，釀造醋對健康的幫助是非常明顯的。我們大致可以歸納出釀造醋的好處如下，並整理出「釀造醋功效說明表」如下，給大家參考；同時在附錄1中還告訴大家中國古籍中記載了醋能治療哪些疾病，一併給大家參考：

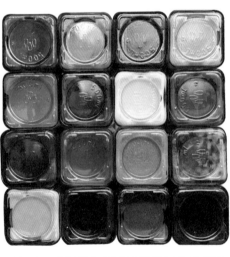

▲這張照片是從各種釀造醋瓶子的底部拍的，可以明顯看出各個瓶底都充滿了濃厚的沉澱物質，這些都是精華，也是健康功效的主要來源。

| 醋品名 | |
| --- | --- |
| ·純釀糙米醋 | |
| ·糙米醋精 | |
| ·老松醋 | |
| ·梅子醋 | |
| ·紅麴醋 | |
| ·黑豆醋 | |
| ·佛手柑醋 | |
| ·桑椹醋 洛神花醋 | |
| ·鳳梨醋 | |
| ·木瓜醋 | |
| ·百香果醋 柳橙醋 | |
| ·甜菜根醋 | |
| ·南瓜醋 | |
| ·蘆薈醋 | |
| ·牛蒡醋 | |
| ·五行醋 | |
| ·明日葉醋 | |
| ·番茄醋 | |
| ·橄欖醋 | |

## 功效

改善脂肪肝、強化肝臟、降低高血壓、消脂、解除宿醉、增強免疫力。

美白排毒、去除黑褐斑、改善皮膚乾裂、治療青春痘、蕁麻疹與異位性皮膚炎。

增進氣血循環、幫助睡眠、預防老年失智、改善風濕腫痛調理膝關節疼痛、消除痛麻。

緩解發炎退燒、清除尿酸、治療痛風、調整酸性體質、治療噁心嘔吐、止瀉排毒。

清除血管內堆積的膽固醇與血脂肪，調整血壓恢復平衡、預防心肌埂塞

緩解關節疼痛，預防骨質疏鬆。補充鈣質、預防骨質疏鬆、強化脊椎骨骼與關節、改善氣喘。

理氣潤肺、改善支氣管的疾病、清除體內結石、改善膽與腎臟結石等問題。

治療感冒咳嗽、補血烏髮、舒緩經痛、保養子宮、滋養腎臟。

清除宿便、改善便秘、治療尿道炎、預防結石、預防退化性關節炎。

促進腸胃消化機能、修復胃黏膜、改善口乾舌燥與便祕。

改善情緒憂鬱、消除疲勞、利尿去水腫、抑制壞菌、預防皮膚乾燥、預防感冒、調節免疫系統。

淨血與造血功能、滋養肝腎、治療貧血、改善生理痛、素食者補血聖品。

治療膀胱無力、預防攝護腺腫大、改善泌尿系統。

修護胃腸，養顏美容，調理胃脹氣、抑制幽門桿菌 健胃整腸、消除便秘。

調節血糖、改善糖尿病、降低膽固醇、預防中風、活化脾臟與胰臟功能。

補充五色營養素、幫助肝臟排毒素、降低膽固醇、預防中風。

淨化血液、改善糖尿病、降低膽固醇、活化肝臟及血管機能。

降低膽固醇、調節血壓、消除自由基、延緩老化。

潤脾開胃、去除體內濕氣、降低膽固醇、消除自由基、預防中風。

# 第3章
# 調：升溫，養氣調理

　　所謂的「調」是指升溫，而溫度不只是一種能量，溫度更是生命能量的泉源，還是每一個人都有的內在深層能量，可以啟動自我療癒。

## 溫度：生命之泉

　　吃過多寒涼食物或冰冷的飲品不僅會影響腸胃功能也會造血，遇冷、血管收縮、血液流速變遇，內臟供血不足影響運作，手腳末梢就容易冰冷，心血管負擔大，免疫系統變弱。睡覺腳會抽筋，因此夏天冷氣不要對腳吹，保暖腿腳很重要。

　　升高體溫養氣活血，可以曬太陽、運動、按摩、泡腳都是物理升溫的好方法。升溫的過程要緩和，否則對心臟血管負擔太大反而不好。例如有心血管病症的病友就不宜泡溫泉。

　　凡有生命的生物都需要陽光、空氣、水。我們呼吸極為自然，喝水與曬太陽就得要主動為之。太陽的光與熱對人體的正常運作至關重要。曬太陽不只是能吸收維生素 D 增加骨密，更能幫助自律神經系統平衡；分泌褪黑激素，讓人體的能量氣場保持活力。如果女性怕曬黑，

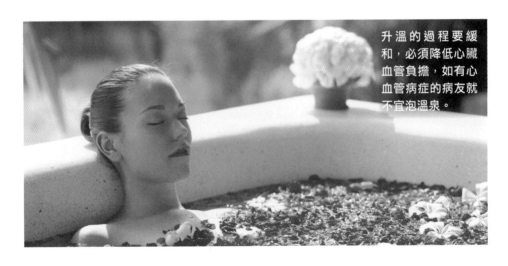

升溫的過程要緩和，必須降低心臟血管負擔，如有心血管病症的病友就不宜泡溫泉。

可以在上午十點鐘面向西方，讓東方升起的陽光曬到背部，直到背部發熱。

運動也是升溫幫助代謝的好方法。因為許多不良於行或老人可能無法主動運動，我婆婆因意外跌倒，大腿骨斷裂，為了幫助她復原，我想起新加坡許文光醫師的泡腳醋調理法和他的各項泡腳升溫的研究結果，我就馬上運用在我公公、婆婆身上。比如我的公公每天熬煮草藥用泡腳機讓婆婆泡腳醋調養，婆婆恢復的情況非常好。因此我特別推薦泡腳，泡腳升溫促進血液循環幫助代謝是每個家庭都能自行操作的。

以下就將許文光醫師根據臨床經驗總結的 4 項成果跟大家分享。此外，下文還有特別介紹許醫師給大家認識。

## 醫自己，才能徹底痊癒

許醫師認為，經過多年的研究和臨床經驗分析顯示，現代人的疾病絕大多是由不良的生活習慣慢慢累積出來的，包括日常飲食不良、睡眠過少、姿勢不對與情緒壓力過大等都有關，日積月累以致逐漸生病。再加上全球環境的惡化，讓以人為主的所有生物都逃不過這可怕的結果，累積體內的毒素絕對只會更多，不會更少。

我們通常對待身體健康的觀念就是，當身體出現症狀，不論是痠、疼、痛、麻、癢、暈、脹、吐、拉等訊號，就會立刻用藥物抑制身體發出的警訊，以消除訊號為目標。這無疑類似將火災警報器關閉，卻不去找出起火點進行滅火一樣，結果只會讓身心靈的所有症狀有一天全面爆發。

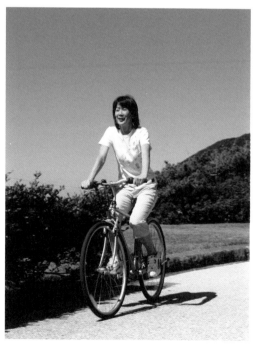
▲騎腳踏車等運動和曬太陽都是升溫幫助代謝的好方法。

那些累積體內的藥物毒性與副作用將使身體反覆發炎，產生抗藥性，原來保護身體的免疫系統開始錯亂。而傳統醫療體系面對免疫系統錯亂產生的新症狀，則只會繼續用更強大的藥物來抑制，這等於是火上澆油，結果就是身體「愈燒愈旺」，最後就是「粉身碎骨」的結局了。

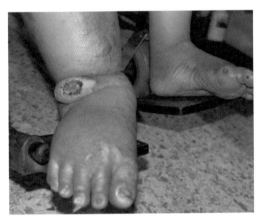

▲糖尿病病友的傷口不易痊癒甚至導致潰爛，就是身體爆發的結果，沒有整體治療，只是症狀治療，是無法徹底解決問題的。

許醫師說：「這一切唯有回到最初，就是徹底的改變自己的身心靈，才有機會調回來。」許醫師強調，一定要按照通、清、補、養的順序才能幫助病友達成平衡。一定要先疏通再清理，讓身體的自癒力開始啟動達到新的平衡，健康就恢復了。否則盲目的一直進補，不論是人參藥湯劑或生技保健食品，進入身體根本無法吸收，反而成了新的廢物毒素堆積，在這個核心理念引導下，許醫師研發出一套泡腳加喝醋的自然調理法。

## 泡腳＋喝醋，威力竟無窮

至於為何會把泡腳＋喝醋結合起來，根源於許醫師爺爺給他的啟示。他回憶，爺爺一生飲食清淡，作息正常。小時候他就看到爺爺會取草藥來泡腳，爺爺還告訴他血管就像溝渠，一定要暢通無礙，身體自然健康。因為，泡腳是由下而上、由外而內，促進末梢血循行氣，溫熱發汗促進代謝；喝醋則能疏通肝膽、活血化瘀、補充水分營養，是由上而下、由內而外的動作；這樣內外溫和的交互作用，輕易達到通與清的效果。同時，泡腳舒適方便又安全有效，無副作用。兩者結合並行，符合互補加乘的效果。

一般病友來到診間，許醫師會先問診，了解病情，然後針對病情需要現場調配三種醋方，稀釋冷開水之後交給病友一杯醋，病友就做

坐著開始用泡腳機泡腳。一邊泡腳一邊喝醋，有些病友還必須泡手，時間合計約 45 分鐘。

### 草藥泡腳的基本功能

- 清潔皮膚
- 促進末梢血液循環
- 排除體內毒素
- 降低血液黏稠度
- 緩解疲勞與肌肉緊張
- 鎮靜心神

藉由泡腳讓氣血通暢後，喝醋除了補充水分，也發揮幫助代謝的功效，把體內各種毒素帶走，泡腳桶的水會逐漸變化成不同的氣泡水色，許醫師再藉此辨症，確定是否已達到治療效果，還是要當做之後調整的依據。

泡腳就是足浴（Foot SPA），一般坊間足浴重點在腳底按摩。許醫師的調理法是單純使用草藥泡腳並沒有做腳底按摩。泡腳是透過水溫來升高腳部皮膚末梢的溫度，局部的血管膨脹擴張來加速血液循環，推動氣的流動。從腳到任督二脈，氣的一個循環至少要 30 分鐘，這是

從腳帶動體內的氣血，溫和的進行，身體會逐漸微微的冒汗，表示氣血循環正在進行，醋調養亦在發揮作用了。

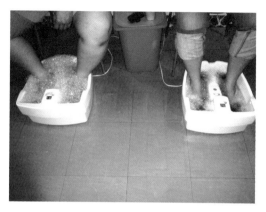

▲泡腳是促進醋調養功效的必備方法，且透過此法，能讓每個人的問題清楚呈現，實在很有意思。

有人曾問過許醫師說：「為什麼不加深水量泡到膝蓋不是比較快嗎？」，許醫師笑答：「若是如此那就直接進三溫暖的蒸氣室不是更快嗎？泡腳的目的在活血行氣，如果用快速的體外大面積加熱，一則會讓血管擴張太快，血壓上升，心臟負荷會很大，頭部的血管膨脹會讓人頭暈不舒服，同時大量出汗，對心臟不好。這不但沒有行氣順氣的效果，反而亂了體內血氣的運行。」

### 水色辨症，靈驗無比

當病友泡腳喝醋之際，許醫師會從泡腳水的泡沫與草藥水顏色變化，就可以正確無誤地診斷出病友體內的病況與原先的隱疾。讓許多病友驚呼準確猶如算命，也可說是「算病」。

許醫師說明其根據，他說：「人體是一個有機的系統，器官組織之間會密切聯繫且相互幫助。經絡縱橫交錯遍佈全身，它是運行氣血的網路、聯絡臟腑、溝通內外、貫穿上下，經絡在人體內傳輸生命的物質與能量。腳是離心臟最遠的器官，腳也是人體器官組織的縮影，反應了人體的五臟六腑、五官七竅、筋骨與肌膚。」

從中醫經絡理論來說：「足乃六經之根」，即人體有十二條正經；其中六條在腳部。古籍《玉碎錄雜說》中曾記載：「春天洗腳升陽固脫；夏天洗腳暑濕可祛；秋天洗腳肺潤腸濡；冬天洗腳丹田溫灼。」可見泡腳正是一種整年無休的保健良方。

草藥泡腳是透過草藥水對腳的經絡穴位行刺激滲透作用，讓經絡通暢，氣血內外相通，皮膚吸收草藥藥性的速度很快、從而促進新陳代謝，由外而內達到改善疾病的目的。

不同的病友雖然都會在相同的活血氣草藥入水中泡腳，十幾分鐘之後他們就會因個別身體狀況不同而出現不同的情況，水中的泡沫可以看出身體淤塞的部位。中醫視身體為一個整體且互為表裡，所以從眼睛與指甲可以推斷肝的狀況；皮膚可以知脾臟；牙齒與腎臟有關，鼻子與肺有關。為有氣血足、經絡暢，才能滋養內臟。

因為人體會經由肺臟、肝腎、大腸與皮膚，排除毒素並自我修復。當腳的末梢神經反射區的穴位與血管被刺激，血液循環會加快，進而帶動全身的新陳代謝，體內的毒素濁氣逐漸從肝腎代謝出來，一部分會從皮膚的汗水排出來。

這樣毒素排出後，對身體自然無副作用又有效，這就是為什麼這個調理法會這麼受歡迎的原因之一了。

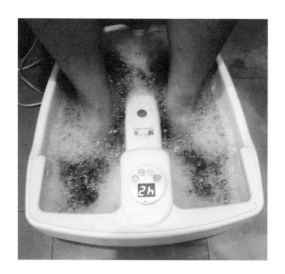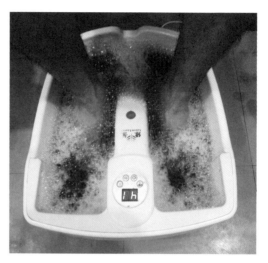

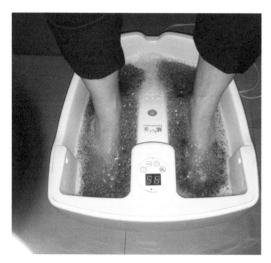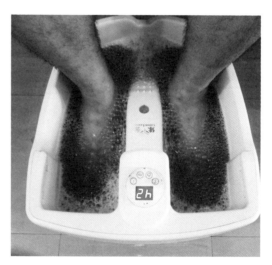

▲這四張照片顯示出，每個人泡出來的結果都不一樣。不僅顏色深淺不一，泡沫多寡也不同，唯一的共同點就是都泡到腳踝為止（這是許醫師獨家的研究心得應用），這表示沒有一個人的狀況和問題相同。許醫師會再根據狀況作調整，根除大家的病痛。

## 泡腳喝醋 DIY，效果非凡

這裡我們提供許醫師的獨家泡腳配方，
並說明 DIY 泡腳的方式，大家有興趣不妨試試。

**配方：**

藥草 1 分加清水 6 分。

**步驟：**

1 將藥草跟水煮沸。

2 再轉小火煮五分鐘熄火。

3 藥草浸泡在水中至少 3 至 6 小時，讓藥草微微發酵，且有效成分充分融入水中。

4 取出藥草水約 60CC 倒入泡腳機，注入清水至腳踝處，開始泡腳，並將泡腳機的溫度定溫在 42℃，時間為泡腳 30 至 45 分鐘。如果大量出汗則 30 分鐘即足夠。

**注意事項：**

1 忌用鋁、鐵或銅製的金屬鍋具煮藥草，以免發生不良作用。

2 一邊泡腳一定要喝醋水，推動體內的氣血循環，達致排毒目的並補充水分。

3 泡腳時不能吹冷氣或電扇，以免減低氣血循環的效率。

4 泡腳不要單獨用水泡，因為長期用清水泡容易讓寒氣入侵，引發關節風濕病。

5 草藥水的高度只要泡到腳踝即可。

**哪些人不建議泡腳：**

● 小孩子要滿五歲才能泡腳，且時間不要超過 30 分鐘，否則容易受不了。

● 空腹時不要泡腳。

● 血壓高時不要泡腳，高血壓病友泡腳前必須先量血壓，且不要用鹽巴泡腳，否則容易產生頭暈現象。

● 糖尿病友腳有傷口不能泡腳，但是可以喝醋。

● 剛經歷大手術的病友不宜泡腳，喝醋則完全沒問題。

● 孕婦不宜泡腳，喝醋一樣完全沒問題。

許醫師的獨家泡腳配方，參考如下：

- 雞血藤 Caulis Spatholobi
- 千年健 Rhizoma Homalomeae
- 桂枝　Ramulus Cinnamomi
- 野木瓜 Fructus Chaenomelis
- 桑枝　Ramulus Mori
- 川芎 Rhizoma Chuanxiong
- 防風 Radix Saposhnikoviae
- 威靈仙 Radix Clematidis
- 澤蘭 Herba Lycopi
- 虎枝 Rhizoma Polygoni Cuspidati

- 骨碎補 Rhizoma Drynariae
- 川牛膝 Cyathula Officinalis Kuan
- 伸筋草 Herba Lycopodii
- 豨草 Herba Siegesbeckiae
- 延胡索 Rhizoma Corydalis
- 血竭 Sanguis Draxonis
- 獨活 Radix Angelicae Pubescentis
- 首烏 Radix Polygoni Multiflori
- 羌活 Rhizoma Et Radix Notopterygii
- 光桃仁 Semen Persicae

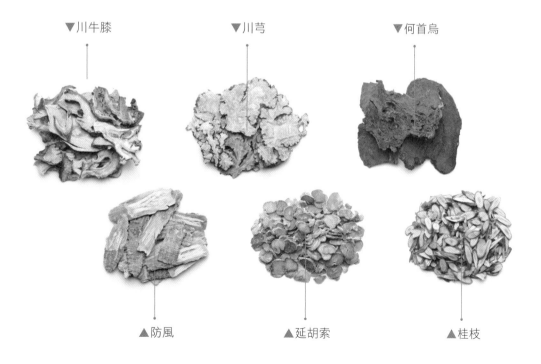

▼川牛膝　　　▼川芎　　　▼何首烏

▲防風　　　▲延胡索　　　▲桂枝

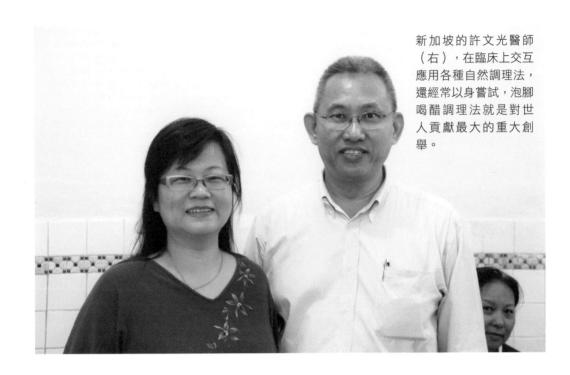

新加坡的許文光醫師（右），在臨床上交互應用各種自然調理法，還經常以身嘗試，泡腳喝醋調理法就是對世人貢獻最大的重大創舉。

**特別介紹** 新加坡許文光中醫師

上文已經介紹許醫師的研究成果，以下再繼續介紹與他相關的其人其事。

### （1）許醫師的背景

新加坡的許文光醫師，自1993年就已經開業從事中醫診治，但在行醫過程中不斷思考藥物的極限與毒性副作用，因有所感遂轉往自然調理法方面鑽研。

多年來，不僅持續研究各種自然調理法，還親自搜尋、試驗各種天然的植物草藥的藥性和調理法，再委託專業加工成可用之天然草藥，且「視病猶親」地斟酌病友情況免費送給來看病的病友，幫助他們在無任何副作用的狀況下恢復健康。

他看診也非常仔細，不只耐心說明病情，還會拿出圖示教育病友，還將圖送給病友帶回家「依圖示位置自治」，最後更會導正病友不良的生活習慣，讓他們明白會帶來的病痛，並教導如何透過改變飲食與生活習慣，以治療和根除病痛。

最重要的是，他更在臨床上交互應用各種自然調理法，還經常以身嘗試，泡腳喝醋調理法就是對世人貢獻最大的重大創舉。而經過這些年來發展，不只成效卓著，享譽國際，病友更是從全球各地蜂擁而來。

之所以會這樣，自然是因為他

的樂於助人，不只醫治病友的身體與心靈，更樂於提攜後進的醫師，完全不吝惜地傳授這套調理法，也有幸徵得許醫師同意，先行為文與台灣的讀者分享。

## （2）和許醫師結緣的過程

認識許醫師真是要感謝他的母親——賴招娣女士。因為賴大姐拿我們的釀造醋給許醫師喝，在許醫師嘗試和了解過我們的釀造醋一段時間後，他肯定天然釀造醋是療治疾病、養精神、益氣明目，甚至延年益壽的天賜妙藥，非常符合自然調理法和飲食調理法的精神和內涵後，更把診所中原來使用的歐洲進口蔬果汁整個換成釀造醋，並正式和泡腳調理法結合成「泡腳喝醋調理法」。

經過這些年，這個他研發出的運用喝好醋與草藥泡腳來調理病友的獨家方式，已經讓數以萬計的病友親身體驗到這個溫和有效的自然調理法。

## （3）有耐心、信心，醋調元神，身體給你善回報

許醫師強調人體是最好的醫師，循環系統順暢、器官組織間能相互合作、自體免疫系統平衡，心情平靜自然健康。醋調養對胃腸消化系統的效果很快，如果是陳年舊疾等慢性病，需要耐心等紅血球更新一個週期，大約四個月。

喝醋貴在持續與恆心，病是日積月累出來的，一定給身體一些時間自行慢慢修復。許醫師使用的醋品種類高達十幾種，不過他會視病友情況給予醋調養配方，然後建議以 500cc 的白開水來稀釋醋混合飲用。

簡而言之，醋調理法就是讓身體休養生息的一種方式，等到身體的自癒力或稱免疫力恢復之後，自然就能發揮應有的療癒功能，幫助精氣神的重建，也就是找回元神、恢復元氣的一種標本兼治的百病百治調理法。

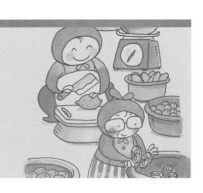

# 第4章
# 養：天然食物汁療

所謂的「養」，就是滋養身體，其基本法則就是取之於自然。

對於罹患慢性病或重症病友但生活仍能自理者，復臨安息會在很多國家推廣健康課程，這是醫療佈道核心的精神，透過自然調理法來幫助病友與安寧陪伴，非常值得讚賞。同時，台灣的「新起點健康中心」則是位於三育基督學院的校園中，長期提供健康生活型態課程，幫助很多病友恢復健康。

我所強調的「養」這個部分，和他們所長年持續提倡的「新起點健康主張」主旨和目的相通，因此特地在此引用出來，跟大家分享這個很棒的理念。

## NEWATART：養生的八大新起點

新起點健康主張，也就是英文的「NEWSTART」正是以下八個英文字的首個字母，正好代表營養、運動、飲水、陽光、節制、空氣、休息和信靠等八大健康要素，只要切實實行就能有效幫助恢復健康。

從八要素的字面意義就能一窺追求健康的究竟。

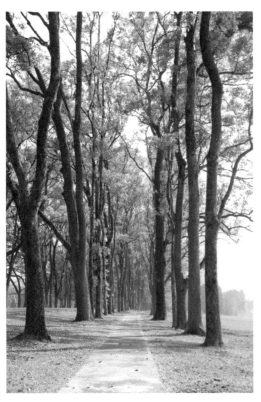

▲「新起點健康中心」位於環境非常優美的三育基督學院的校園中，身處當中就是一種療癒了，自然更能幫助諸多病友恢復健康。

| 八大要素 | 英文 | 健康益處 |
|---|---|---|
| 營養 | Nutrition | 潔淨的食物。 |
| 運動 | Exercise | 強化骨骼肌肉,也能讓大腦分泌多巴胺,使得心情愉悦。 |
| 飲水 | Water | 幫助身體新陳代謝。 |
| 陽光 | Sunlight | 讓大腦的生物時鐘穩定。 |
| 節制 | Temperance | 節制各種欲望,一如聖經教導「凡事都可行,但不多有益處」。 |
| 空氣 | Air | 新鮮乾淨的空氣,令人神采奕奕。 |
| 休息 | Rest | 順應生理時鐘睡眠與有意識的放鬆。 |
| 信靠 | Trust | 信靠攸關心靈,我們都會被各種情緒綑綁,軟弱、跌倒、犯錯、得罪人……人何其渺小有限,我們需要神,靠主得勝! |

　　新起點健康中心在優美的自然環境中,提供專業的課程,讓學員學習低溫烹飪各種營養均衡的蔬食,搭配運動與心靈紓壓協談,透過醫師前後兩次的生化血液檢查確認改善成果,當自癒力被喚醒,就能逆轉各種慢性病。

　　三育基督學院的「健康促進系」的海外學生,有些學生是長期在當地療養院工作多年,陪病與臨終療

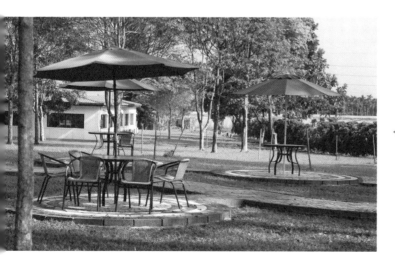

◀新起點健康中心在優美的自然環境中,提供專業的課程、蔬食、運動與協談,透過檢查確認改善成果,當自癒力被喚醒,就能逆轉各種慢性病。

護的實務經驗豐富。其中一位療養院的院長跟我說許多被醫院判定來日不多的病友，抬進療養院，療養院用汁療與信仰陪伴他們，有些平靜安穩地回天家安息，有些卻奇蹟得醫治回家。

我對於生病沒有食慾的病友如何照護特別有感覺，因此邀請他們來我們家操作交流，之後我再赴當地療養院考察觀摩，感受特別深刻且豐富。

## 小團體汁療之旅：效果驚人

親自體驗後體會到重病的病友的汁療應用在亞健康的人，不僅安全溫和而且能逆轉體質。隨後我組建多團親友體驗5日、7日與14日的汁療課程，我全程參與並親自調配食材，一天吃喝六餐，每隔2小時喝600cc的汁，每日記錄他們體重、血壓的變化，他們每天清晨分享自己感知的身心變化。

### （1）體重快降

我記錄觀察後歸納出幾個重點，首先水是生命泉源，缺水時的訊號很容易被誤以為是飢餓。給身體足量的水能讓器官活化起來，當時食物以水樣態進入身體，胃的負擔降低，營養很容易被腸道吸收。

同時，肝臟被激活，會加速代謝體內的毒素，肝臟迫切的需要充血修復，喝汁起三天很多會出現嗜

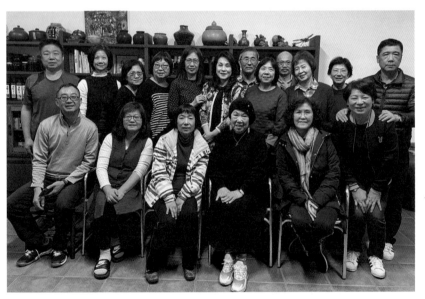

◀小團體的親友體驗5日、7日與14日的汁療課程，大家結束時都發現變化驚人、效果卓著，更約定下次見。

睡，接著累積的毒素開始找出口排出，大小便排泄的頻率顏色開始改變，體重會快速下降，其實是細胞間的廢水不斷被交換代謝出來。

## （2）腦袋好想吃

個人身體原先的脆弱點或病史開始有各種反應。因為所有的汁都源自天然的食材，沒有任何調味，原來有高血壓的人喝汁期間血壓穩定。因為營養到位，細胞器官都飽足，沒有任何一位參與者在喝汁期間感到飢餓，身體感受到輕盈舒適。

可是連續喝三天以後，會感受到各種食慾可怕的渲染力，我稱為腦發射出來的「飢餓意識」，例如看到蔥會想吃蔥油餅，就能真正體驗到食慾顯現的威力！

## （3）Reset 重新開機

生病失去食慾，如果持續無法進食，體力與免疫能力會明顯下降。汁療，完全斷絕加工食品、調味料，讓消化系統負擔輕省，營養吸收好，體力恢復快。汁療的原理是重啟身體循環代謝，特別是肝臟的轉換，慢磨取汁的原理是淬出原汁原液，讓身體能有效吸收到營養素。

### 適合汁療的人群

● 想減重的人

● 想逆轉慢性病的人

● 術後或重症病友

● 臥床管灌的病友

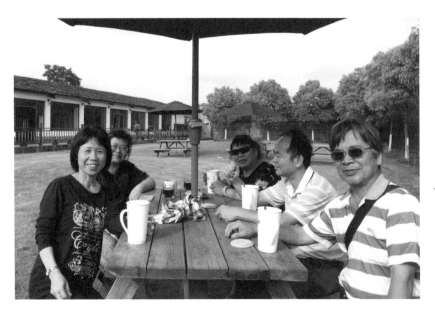

◀在整個過程中，都會出現體重快降、腦袋好想吃，以及重新開機等三個階段，我們全程陪伴，協助大家一起度過。

## 一日六餐：養出好體質

汁療以營養素蛋白質、脂肪、礦物質、維生素、醣類為原則可自由搭配。蛋白質類的食材要先蒸煮熟轉化蛋白質再用調理機破碎植物的細胞壁。蔬菜水果要用慢磨機榨出純汁，完全不可加水。要逆轉體質的每一餐的量要足夠，至少500～700cc，讓身體喝飽足量的營養素，喝汁期間除了下表的這一日6杯汁療外，不可再吃其他食物。如果是臥床的病友，因為臥床無法活動，就要觀察消化排泄的情況來斟酌的調整。

### 一日六餐汁療表

| 時間 | 汁療 |
| --- | --- |
| 上午 8：00 | 黃金亞麻仁籽漿 |
| 上午 10：00 | 紅棗腰果奶 |
| 中午 12：00 | 蔬菜水果純汁 |
| 下午 2：00 | 純豆漿 |
| 下午 4：00 | 紫高麗菜洋蔥熱湯 |
| 下午 6：00 | 南瓜濃湯 |

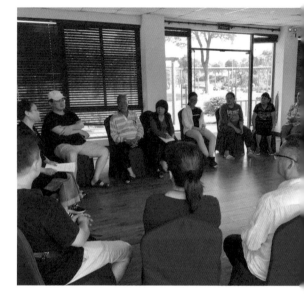

▲參加過團隊的人回去後可以繼續一次施行3～7天，想喝的可以繼續喝，也可以停幾天後再重新恢復。

汁療對於淨化身體，讓身體重啟自癒力有極大的效益。

亞健康的人可以一次施行3～7天（也就是大部分的人適合操作的方式）。想喝的可以繼續喝，也可以停幾天後再重新恢復。若是罹癌病友缺乏食慾則可以14日為週期，喝汁來補充營養，讓身體的免疫系統重新平衡與調整。

對於臥床管灌的病友，以食物汁來管灌也能緩解消化道便秘的情形；如果久臥產生褥瘡，除了傷口護理用藥，由內而外的汁療能供給皮膚修復所需的維生素等營養，加速皮膚傷口的修護。

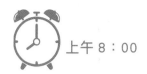

上午 8：00

# 黃金亞麻仁籽漿

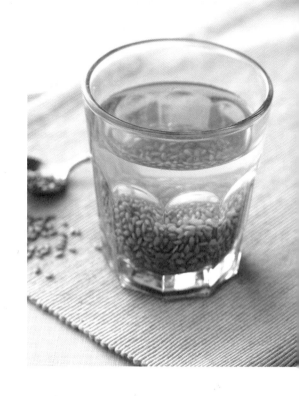

　　亞麻仁籽是亞麻的種子，富含油酸 Omega3、Omega6、Omega9，特別是 Omega3 甚至比魚肝油的含量還高，油酸是細胞的原料，當代飲食攝取到的肉類、甜點以及混合植物精煉油 Omega6 容易多過 Omega3，因此亞麻仁籽能平衡，同時水煮亞麻仁籽能吸收水溶性植物纖維，幫助消化道滋潤修復。

　　一般都冷壓榨油或研磨成粉，但是極其不安定，易氧化，因此建議直接用水煮。

　　胃功能不好或管灌病友建議煮好後過濾掉亞麻仁籽。非汁療期間可以以此替代牛奶是非常好的早餐飲品，能潤胃腸、修復黏膜、解便秘、降低膽固醇、 滋潤眼睛、防止皮膚乾燥。

---

## 材料（一人分）

· 亞麻仁籽 25 克
· 500cc 冷開水

## 做法

1. 將亞麻仁籽用清水沖洗一遍，以去除表面的灰塵和雜質。
2. 將清洗過的亞麻仁籽放入碗中，加入足量冷開水浸泡至少 4 小時。
3. 亞麻仁籽加入冷開水煮 15 分鐘，直到起泡呈黏稠狀再關火即可。

注意事項　❶亞麻仁籽浸泡時間能過夜更好，以使亞麻仁籽充分吸收水分並膨脹。❷必須選擇新鮮的亞麻仁籽，以確保最佳的風味和營養價值。

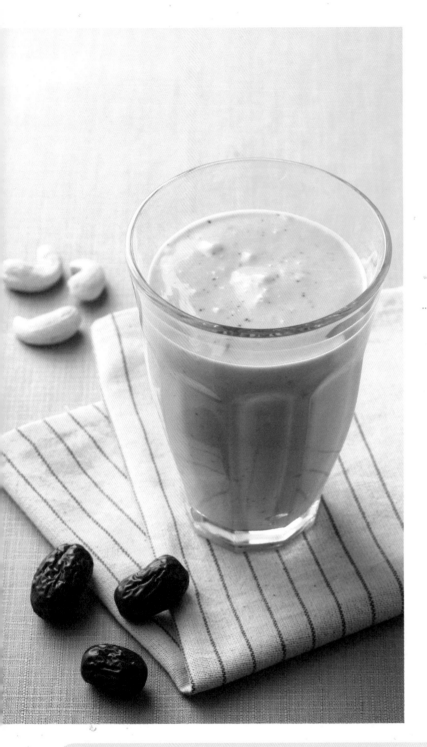

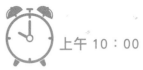

# 紅棗腰果奶

這道奶漿能提供必需的身體脂肪與醣類，喝起來非常香濃而有飽足感。紅棗提供醣類與三萜類的營養素，具有調節免疫功能、補脾養血的功能。

## 材料（一人分）

· 紅棗 10 顆
· 新鮮生腰果 50 克
· 冷開水 500cc

## 做法

1. 將紅棗用溫水洗淨，再切開，去核。
2. 加入腰果、500cc 水，用壓力鍋煮透。
3. 再用調理機打碎成漿即可。

---

注意事項　❶紅棗要選擇顏色紅潤、無損傷的紅棗，這樣能保證奶漿的風味。❷生腰果浸泡必須浸泡最少 4 個小時，甚至能過夜最好，腰果奶的風味會更滑順。

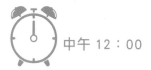

中午 12：00

# 蔬菜水果純汁

中午這餐非常重要，現代人蔬菜攝取不足，水果糖分又過高，導致維生素不平衡。喝新鮮果菜汁能有效補充維生素、礦物質、植化素、酵素、醣類與水分。幫助身體免疫系統重建。

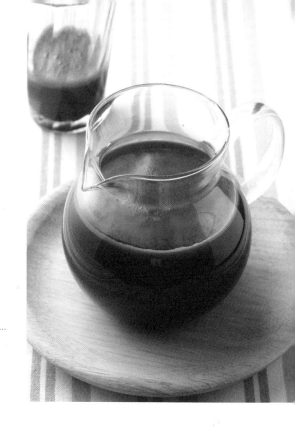

## 材料（一人分）

- 亞甜菜根 1 小顆
- 蘋果 1 顆
- 柳橙 1 顆
- 檸檬半顆
- 奇異果 1 顆
- 紅蘿蔔 1 根
- 小黃瓜 1 根
- 黃瓜半根
- 番茄 1 顆
- 苦瓜 1/4 根
- 馬鈴薯半顆
- 西芹 1 根
- 冬瓜 50 克
- 藍莓 1 小把
- 木瓜 1/4 顆
- 鳳梨 1 片
- 甘藍菜 1 片葉
- 芽菜 1 小把
- 地瓜葉幾片
- 車前草葉幾片

## 做法

1. 將所有水果和蔬菜洗淨。
2. 先將甜菜根、柳橙、檸檬、奇異果、馬鈴薯、冬瓜、木瓜、鳳梨去皮，再將所有食材切成適合放入慢磨機的小塊。
3. 將切好的食材依次放入慢磨機中榨汁。

注意事項　❶可按水果與蔬菜交替放入，以避免某些蔬果（如苦瓜和甘藍菜）卡住慢磨機。❷本道蔬果純汁用蔬菜與水果用慢磨機將汁液榨取出來，完全不加水，即榨即飲，因為新鮮蔬果汁極易氧化，不可久放或冰存。

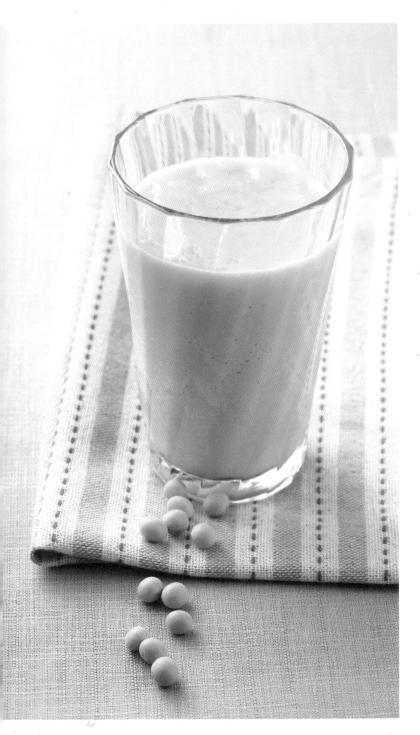

下午 2：00

# 純豆漿

　　這道純豆漿不只可以提供豐富的蛋白質，還能喝出和市面販售的普通豆漿完全不一樣的濃郁、醇厚且豐富多層次的口感。再者，不管是黃豆純豆漿還是黑豆純豆漿，都有滿滿的飽足感，一舉三得。

## 材料（一人分）
· 黃豆或黑豆 100 克（大約 2/3 量米杯）
· 冷開水 500cc

## 做法
1. 將浸泡好的豆子瀝乾水分，並再次清洗。
2. 將黃豆或黑豆煮熟透，再加水用調理機打成漿即可。

**注意事項** ❶黃豆需先浸泡 8 至 12 小時，黑豆需浸泡 12 至 24 小時，以便使豆子充分吸水和軟化。❷不論黃豆還是黑豆都必須煮沸，以去除豆腥味並消除生豆的有害成分。❸不建議使用紅豆，因為澱粉偏高比較不適宜打成漿。❹如果原來就有消化道問題的人，無法耐受高量食物纖維，可以將黃豆或黑豆渣過濾掉再飲用。

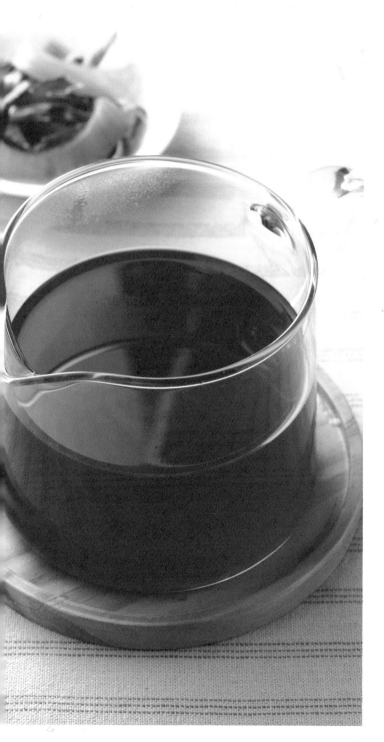

# 紫高麗菜
# 洋蔥湯

承接上一餐的蛋白質消化較慢，有些人喝純黃豆漿或純黑豆漿會略有脹氣的現象，用紫洋蔥與紫高麗菜加水煮成湯有消解脹氣的功能。

## 材料（一人分）

· 1/4 顆紫高麗菜
· 1/2 顆紫洋蔥
· 1500cc 的水

## 做法

1. 將紫高麗菜洗淨，切去根部，再切絲；紫洋蔥則去皮，切成薄片。
2. 紫高麗菜和紫洋蔥加 1500cc 的水煮沸。
3. 待湯呈現紫紅色，表示花青素已經溶入湯汁中，即可關火，濾出湯汁飲用。

注意事項　切記不可加鹽和任何調味料，除了吃原味之外，還能將食材本身特點發揮到極致。

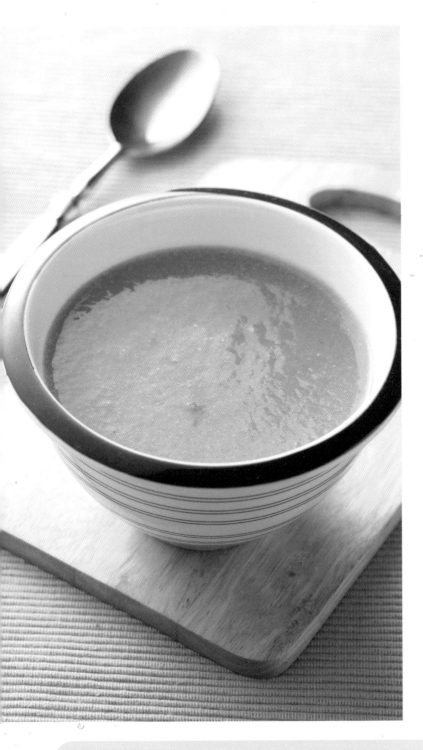

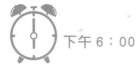 下午 6：00

# 南瓜濃湯

這道南瓜濃湯簡單純粹，充分保留了南瓜的自然甜味和營養，是一款健康且溫暖的湯品。

## 材料（一人分）

· 南瓜 300 克
· 開水 500cc

## 做法

1. 將南瓜去皮、去籽，切成小塊。
2. 蒸熟：在蒸鍋中蒸南瓜約 15 至 20 分鐘，直到南瓜變軟。煮熟：在鍋中加水沒過南瓜，用中火煮約 10 至 15 分鐘，直到南瓜變軟。
3. 將煮熟或蒸熟的南瓜加入開水後放入調理機中，打成濃湯狀即可。

注意事項 ❶選擇成熟、顏色鮮艷的南瓜，能夠讓湯的味道更加濃郁。❷不要加入任何調味料，僅保留南瓜本身的天然風味，才能發揮食材最好的效果。

## 結論 一日六餐 健康全餐

這一日六餐食譜強調透過多餐制，均衡攝取不同營養，養出良好體質。

從早晨的亞麻仁籽漿開始，攝取豐富的 Omega-3、Omega-6，幫助修復消化道與黏膜，替代牛奶成為一款潤腸解便的健康飲品。接著的紅棗腰果奶，補充身體所需的脂肪與醣類，同時具有補脾養血的功效，給予上午足夠的能量。

中午果菜汁的加入，則填補現代人蔬果攝取不足的問題，有效補充維生素、礦物質及抗氧化劑，促進免疫系統功能。下午的純豆漿提供蛋白質與飽足感，緩解飢餓並且富含營養。而紫高麗菜與紫洋蔥的湯有助於消化，解決蛋白質消化不良的問題。

最後，以南瓜濃湯作結，簡單易做，保留南瓜的自然甜味和營養。這套食譜不僅照顧到每個時段的營養需求，還兼顧口感與消化的舒適度，達到全面的健康調理。

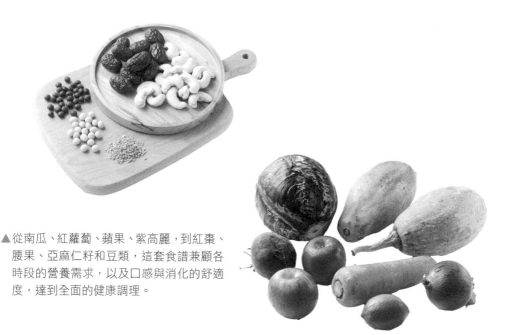

▲從南瓜、紅蘿蔔、蘋果、紫高麗，到紅棗、腰果、亞麻仁籽和豆類，這套食譜兼顧各時段的營養需求，以及口感與消化的舒適度，達到全面的健康調理。

# 善用清調養，
# 享受健康餘命，
# 活到天年

隨著全球愈來愈多的國家和地區進入超高齡社會，「如何享受健康餘命，活到天年」已成為許多人關注的核心課題。每個人都希望在老年時保持健康，遠離病痛。然而，隨著年齡的增長，我們面對的不僅是時間的流逝，更是身體的各種退化與疾病的威脅。經過多年的健康生活推廣與實踐，我逐漸認識到，對健康懷抱的態度不應該只是單純地「活著」，而更應該是追求健康長壽，最終能夠自然、無病無痛地安然離世才對。

為什麼這樣說呢？讓我們看看一般人的生命軌跡：

• 0～30歲左右：身體的機能尚未衰退，大部分人揮霍健康，忽視自身保養。

• 40歲左右：隨著年齡增長，身體開始顯現出一些不適症狀，這往往是生活方式不健康的結果。

• 50～65歲：更年期帶來的變化，逐漸引發各類健康問題，許多人開始遭遇慢性病。

• 65歲之後：慢性病逐漸成為生活的主要負擔，健康狀況愈加複雜。

• 80歲以後：能無病無痛地安然度過晚年的屬少數，絕大多數人往往經歷病痛折磨後才離世。

這樣的模式似乎是一種宿命，極少數人能夠「得享天年」——

即在無病無痛的情況下，安然離世。我相信這是我們每個人心中的理想目標。然而，實現這一目標需要從生活的每一階段就開始重視健康，不應等到出現問題才行動。

然而，現代人往往等到 40 歲之後才意識到健康的重要性，甚至直到重大疾病發生時才開始關心自己的身體狀況。這樣的反應顯然為時已晚。其實，我們真正追求的是在一生中盡可能減少病痛，健康地活到天年，這才是我們努力的方向。也正因如此，我提出了「賴活是為了好死」，即不僅僅是延續生命，而是在健康中自然地走完一生。

多年來，不論是我從以前推廣醋療法，還是到後來逐漸形成的清調養健康法，都見證了許多朋友從中獲得健康改善。他們不僅身體康復，還對生活充滿了新的希望。這不是偶然現象，而是透過多年的實踐、反饋和分析，我確信醋療法和清調養健康法都能夠幫助人們促進代謝、增強免疫系統，並且對身心健康有著長遠的益處。醋含有豐富的有機酸、抗氧化劑以及維生素，這些成分能幫助身體排毒，促進消化並提高能量代謝。

不過，這裡要強調的是，醋療法和清調養健康法法並非神奇的萬靈藥，它需要和健康的生活方式結合，才能發揮最大的功效。也就是說，除了飲食中的適當調理，我們還需要保持良好的作息、適度的運動，並定期進行健康檢查，這樣才能夠有效預防疾病，達到長壽健康的目標。

總而言之，透過調理身體、清理身心靈的垃圾，我們有機會實現「健康長壽、無病無痛地走完一生」這一理想目標。我相信，只要我們用心去推廣和實踐這種健康方式，無論年齡、種族或地區，每個人都有機會享受健康的餘命，活到真正的天年。

這是我畢生的志業，期盼大家能與我一同努力，邁向健康、長壽的未來。這也是清調養健康養生法最終極的積極意義。

中國古籍中提到許多關於醋的療效，特別是在醫藥學書籍中，醋被視為一種具有多種功效的物質。以下是一些經典古籍中關於醋的記載及其文言原文：

## 1.《本草綱目》（明朝，李時珍）

李時珍在《本草綱目》中詳細記錄了醋的醫療功效，並且列舉了其多種用法。以下是部分相關記載：

—— **治療外傷**

原文：「醋能止血、散瘀、殺蟲。凡金瘡、箭傷、跌打傷，用醋煮熱洗之。」

醋被用來處理外傷，如刀傷或跌打損傷，主要通過止血、散瘀和消炎來促進癒合。

—— **治療風癱**

原文：「治風癱，四肢不遂，痛不可忍，常用醋與鹽搽之。」

醋與鹽混合後可用於搽拭肢體，據說可以治療風癱以及肢體疼痛無力的症狀。

—— **消腫止痛**

原文：「凡腫痛處，皆以醋和鹽搽之，或以醋洗之，消腫止痛。」

醋用於消腫和止痛，適用於局部腫痛等症狀。

—— **解毒**

原文：「解藥毒、食毒、酒毒，並服之。」

醋可以解毒，特別是解藥物中毒、食物中毒和酒精中毒。

## 2.《千金方》（唐朝，孫思邈）

孫思邈的《千金方》中也記載了醋的藥用價值，尤其是用於外傷和解毒。以下是部分記載：

—— 治療蛇咬

原文：「若被毒蛇所傷，急以鹽和醋敷之。」

醋與鹽混合後可用來治療毒蛇咬傷，這種方法在古代常用於應急處理。

—— 消瘡腫

原文：「治瘡腫者，以醋與麵同煮，熱貼之，效如神。」

醋和麵粉混合煮熱後，可用於治療瘡腫，其效果被稱作「效如神」。

## 3.《備急千金要方》（唐朝，孫思邈）

在這部醫學著作中，醋被廣泛用於多種療法，特別是關於女性疾病和皮膚病的治療：

—— 婦女疾病

原文：「治婦人陰瘡，醋煮白�6洗之。」

醋被用來治療婦女的陰部潰瘍，煮醋後用來清洗患處。

—— 治癬

原文：「醋和松脂，塗足心，治腳癬，效。」

將醋與松脂混合後塗在腳上，可治療腳癬等皮膚病。

## 4.《食療本草》（唐朝，孟詵）

孟詵的《食療本草》也提到醋的藥用價值，特別是在消化系統和清熱解毒方面：

—— 消滯化積

原文：「醋，主下氣，消食，化積。」

醋具有消滯、幫助消化和化解體內積聚的作用。

—— 清熱解毒

原文：「醋能清熱解毒，治疔瘡。」

醋具有清熱解毒的功效，並被用來治療疔瘡（感染性膿瘡）。

## 5.《延壽書》（北宋，劉翰）

劉翰在《延壽書》中記錄了醋的長壽功效，主要用於促進健康和延年益壽：

── **保健延壽**

原文：「醋，延年益壽，常飲少量，可調氣血，去百病。」

醋被認為具有調理氣血、延年益壽的效果，適量飲用可以保持身體健康。

## 6.《太平聖惠方》（北宋，王懷隱等）

《太平聖惠方》中詳細介紹了醋在多種疾病中的應用，尤其是在消化和解毒方面：

── **治療脹滿**

原文：「醋，主治脹滿，氣滯，和血。」

醋用於治療腹脹和氣滯，並有和血的作用。

── **治療食積**

原文：「醋能消食，治食積不化。」

醋有助於消化不良，特別是對於食積的情況。

## 7.《肘後備急方》（晉朝，葛洪）

葛洪在《肘後備急方》中提到了醋用於中毒解毒的效能。

── **解毒**

原文：「五石散中毒，醋二升，飲之即解。」

此處提到醋可作為解毒劑，特別針對服用五石散後的中毒情況。

## 8.《醫心方》（唐朝，丹波康賢）

此書是日本古代醫學書籍，受中國醫學影響，在其中也記載了醋的應用：

#### ── 治療牙痛

原文：「齒痛，用醋煮熟，漱口，痛止。」

醋可作為牙痛的簡單治療劑，通過漱口來緩解疼痛。

## 9.《儒門事親》（元朝，張從正）

張從正在《儒門事親》中提到醋的解毒功能，特別是在解決瘡毒問題上：

#### ── 解瘡毒

原文：「瘡毒若作，急用醋洗，瘡即收。」

他強調，醋有助於化解瘡毒，使瘡口癒合。

這些古籍中的記載反映了醋在中國醫藥史上的重要地位，顯示醋不僅僅用於日常食物調味，還能做為一種重要的藥物廣泛應用於治療疾病，絕對稱得上是「救世良藥」。

本書提到的情緒與身體症狀之間的聯繫有 7 點，以下就根據相關科學、醫學研究以及臨床觀察，分別做出詳細說明。

## 1. 生悶氣又膽小怕事，容易水腫

── 研究來源

壓力和情緒緊張會影響人體內分泌系統的功能，特別是腎上腺和甲狀腺的運作。根據《心身研究期刊（Journal of Psychosomatic Research）》中的一項研究顯示，慢性壓力和焦慮會導致身體內分泌失調，特別是皮質醇（壓力激素）的持續上升，會引發體液滯留，導致水腫。

── 研究發現

當人們面臨長期壓力時，體內皮質醇水平增加，這會減少腎臟對鹽分的排泄能力，從而引發體內水分的滯留，造成水腫。尤其是那些習慣壓抑情緒、不善於表達內心感受的人，更容易出現這種問題。

── 臨床觀察

臨床上，許多水腫患者在接受心理治療和壓力管理後，水腫症狀有所改善，顯示壓力和焦慮在其中起到了推動作用。

## 2. 很多的不滿持續累積最後會堅硬如石，產生膽結石

── 研究來源

《消化疾病與科學期刊（Digestive Diseases and Sciences）》的一項研究指出，情緒壓力與膽囊健康之間存在密切關聯。膽結石的形成與飲食、遺傳因素、代謝障礙以及情緒壓力都有關聯。

── 研究發現

情緒壓力會影響自律神經系統，導致膽汁的分泌和排放失衡，進而促進膽結石的形成。那些長期承受壓力、不滿情緒無法釋放的人，容易出現膽汁流通不暢的情況，膽汁中的膽固醇會堆積，最後形成結石。

許多膽結石患者的生活中存在長期的情緒壓力。醫生常觀察到，當患者的情緒問題得到有效處理後，結石的發作頻率減少，並且預防結石的措施也能更加有效。

## 3. 頑強的想法與態度會藉以自我保護的樣子固化，最後反而形成囊腫

—— 研究來源

根據《身心醫學期刊（Psychosomatics）》的研究，情緒壓抑和情感防禦會導致身體內部的結構性變化，特別是囊腫的形成。壓力和壓抑情緒會影響內分泌系統，特別是影響卵巢和乳腺等器官的正常功能。

—— 研究發現

壓抑情緒可能會引發內分泌失調，導致荷爾蒙波動，從而影響細胞的正常分裂與修復，增加囊腫形成的風險。頑強的自我防禦態度可能使身體長期處於高壓狀態，這樣的環境容易導致細胞異常增生，最後形成囊腫。

—— 臨床觀察

臨床上，許多囊腫患者有長期壓抑情緒的傾向，尤其是那些習慣自我保護、不願表達內心想法的人。心理治療和情緒管理通常能夠幫助這些患者減少囊腫的形成或惡化。

## 4. 對配偶憤恨，容易產生乳房與婦科病症

—— 研究來源

根據《產科與婦科醫學期刊（Obstetrics & Gynecology）》中的一項研究，長期壓抑情緒，尤其是針對親密伴侶的憤怒或怨恨，會增加婦科疾病和乳腺疾病的風險。這類情緒壓力會影響荷爾蒙平衡，進而導致乳腺問題如乳腺增生、囊腫或腫瘤。

—— 研究發現

該研究顯示，長期針對配偶的負面情緒會影響內分泌系統，特別是

雌激素和孕激素的平衡，這些激素失調是許多乳腺疾病和婦科病的誘發因素。這類負面情緒與乳腺增生、乳腺囊腫甚至乳腺癌有顯著的相關性。

—— **臨床觀察**

臨床上，許多乳房和婦科疾病患者有長期情感問題或婚姻問題。心理輔導和情緒治療能夠幫助這些患者改善症狀，並減少疾病復發的風險。

## 5. 長期壓抑情緒，身體代謝廢物無法及時排出體外，就極易形成腫塊

—— **研究來源**

《心身醫學雜誌（Journal of Psychosomatic Medicine）》中的研究指出，長期的情緒壓抑會影響身體的自律神經系統和內分泌系統，進而干擾代謝功能。壓力和情緒壓抑會導致自律神經紊亂，使得代謝廢物難以排出，形成囊腫或其他類似的腫塊。

—— **研究發現**

研究發現，壓力激素皮質醇的過量分泌會干擾細胞修復機制，增加細胞變異的風險，導致代謝物質積聚在體內，形成腫塊或囊腫。這類情緒壓抑與慢性疾病的形成有密切關聯，尤其是在免疫系統弱化的情況下。

—— **臨床觀察**

臨床上，許多患者因長期壓抑情緒而出現身體腫塊或結節。這些腫塊有時是良性的囊腫或脂肪瘤，但也可能是惡性腫瘤。透過放鬆療法和壓力管理，可以顯著減少這些問題的發生。

## 6. 長期悲傷與抑鬱，可能導致免疫功能下降，增加感染風險

—— **研究來源**

《臨床免疫學期刊（Journal of Clinical Immunology）》的研究表明，持續的悲傷和抑鬱會削弱免疫系統，讓身體更容易受到細菌和病毒的感染。抑鬱情緒會干擾淋巴細胞的正常功能，使免疫反應變得遲鈍。

—— **研究發現**

該研究發現，抑鬱患者的免疫細胞活性顯著下降，導致免疫力低下，

這會讓他們更容易患上感染性疾病，如感冒、流感，甚至是慢性疾病如肝炎和結核病等。

—— **臨床觀察**

許多慢性病患者，特別是感染性疾病的患者，常常有長期抑鬱的情緒背景。當這些患者的情緒狀態得到改善後，他們的免疫系統功能也明顯提升，疾病復發的頻率降低。

## 7. 壓力與皮膚疾病的關聯：壓力大時容易發生濕疹、蕁麻疹

—— **研究來源**

《皮膚病學與心理健康期刊（Journal of Dermatology and Psychosomatic Health）》的研究顯示，壓力與情緒不穩是濕疹和蕁麻疹等皮膚病的重要誘因。

—— **研究發現**

該研究指出，情緒壓力會通過神經系統影響皮膚的屏障功能，導致皮膚過度敏感，容易產生炎症反應，從而引發濕疹或蕁麻疹。特別是在情緒波動較大的時期，這些皮膚病的發作頻率更高。

—— **臨床觀察**

許多皮膚科醫生觀察到，患者在壓力和情緒低落時，皮膚病變得更加嚴重。透過心理治療和壓力緩解，這些皮膚問題通常能夠得到較好的控制。

總的來說，以上這些研究進一步強調了情緒和身體健康之間密不可分的聯繫。管理情緒和緩解壓力對於維持健康至關重要，能有效預防多種病症的發生。

國家圖書館出版品預行編目 (CIP) 資料

清調養健康醋養生法 / 楊綠茵作 . -- 初版 . -- 臺北
市 : 原水文化 , 城邦文化事業股份有限公司出版 :
英屬蓋曼群島商家庭傳媒股份有限公司城邦分公
司發行 , 2024.07
　面 ；　公分
ISBN 978-626-7521-03-8( 平裝 )

1.CST: 醋 2.CST: 健康法 3.CST: 食譜
411.4　　　　　　　　　　113009938

Family 健康飲食 56

## 清、調、養，健康醋養生法

楊綠茵教你喝好醋，
吃釀造好食物、醋進好體質的 188 個選擇

| | | |
|---|---|---|
| 作　　　　者 | 楊綠茵 | |
| 選　　　　書 | 梁志君 | |
| 主　　　　編 | 梁志君 | |

| | |
|---|---|
| 行 銷 經 理 | 王維君 |
| 業 務 經 理 | 羅越華 |
| 總 編 輯 | 林小鈴 |
| 發 行 人 | 何飛鵬 |

| | |
|---|---|
| 出　　　　版 | 原水文化・城邦文化事業股份有限公司 |
| | 台北市南港區昆陽街 16 號四樓 |
| | 電話：02-2500-7008　傳真：02-2500-7579 |
| | 粉絲團網址：https://www.facebook.com/citeh2o |
| | E-mail：H2O@cite.com.tw |
| 發　　　　行 | 英屬蓋曼群島商家庭傳媒股份有限公司城邦分公司 |
| | 台北市南港區昆陽街 16 號四樓 |
| | 書蟲客服服務專線：02-25007718；02-25007719 |
| | 24 小時傳真專線：02-25001990；02-25001991 |
| | 服務時間：週一至週五上午 09:30-12:00；下午 13:30-17:00 |
| | 讀者服務信箱 E-mail：service@readingclub.com.tw |
| 劃 撥 帳 號 | 19863813　戶名：書蟲股份有限公司 |
| 香 港 發 行 | 城邦（香港）出版集團有限公司 |
| | 香港九龍土瓜灣土瓜灣道 86 號順聯工業大廈 6 樓 A 座 |
| | 電話：（852）2508-6231　傳真：（852）2578-9337 |
| | 電郵：hkcite@biznetvigator.com |
| 馬 新 發 行 | 城邦（馬新）出版集團 |
| | 41, Jalan Radin Anum, Bandar Baru Seri Petaling, |
| | 57000 Kuala Lumpur, Malaysia. |
| | 電話：603-9056-3833　傳真：603- 9057-6622 |
| | 電郵：service@cite.my |

| | |
|---|---|
| 美 術 設 計 | 陳姿妤 |
| 攝　　　　影 | 林宗億 |
| 製 版 印 刷 | 科億印刷股份有限公司 |

| | |
|---|---|
| 初　　　　版 | 2024 年 9 月 19 日 |
| 定　　　　價 | 699 元 |

ISBN 978-626-7521-03-8（平裝）
ISBN 978-626-7521-01-4（EPUB）